Nagels

# Nagels
Praktijkreeks Voetbehandeling

Toos Mennen

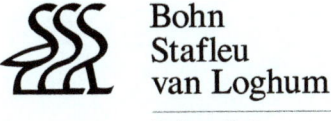

Houten 2010

© 2010 Bohn Stafleu van Loghum, onderdeel van Springer Media
Alle rechten voorbehouden. Niets uit deze uitgave mag worden verveelvoudigd, opgeslagen in een geautomatiseerd gegevensbestand, of openbaar gemaakt, in enige vorm of op enige wijze, hetzij elektronisch, mechanisch, door fotokopieën of opnamen, hetzij op enige andere manier, zonder voorafgaande schriftelijke toestemming van de uitgever.

Voor zover het maken van kopieën uit deze uitgave is toegestaan op grond van artikel 16b Auteurswet j° het Besluit van 20 juni 1974, Stb. 351, zoals gewijzigd bij het Besluit van 23 augustus 1985, Stb. 471 en artikel 17 Auteurswet, dient men de daarvoor wettelijk verschuldigde vergoedingen te voldoen aan de Stichting Reprorecht (Postbus 3051, 2130 KB Hoofddorp). Voor het overnemen van (een) gedeelte(n) uit deze uitgave in bloemlezingen, readers en andere compilatiewerken (artikel 16 Auteurswet) dient men zich tot de uitgever te wenden.

Samensteller(s) en uitgever zijn zich volledig bewust van hun taak een betrouwbare uitgave te verzorgen. Niettemin kunnen zij geen aansprakelijkheid aanvaarden voor drukfouten en andere onjuistheden die eventueel in deze uitgave voorkomen.

ISBN 978 90 313 8584 3
NUR 897

Ontwerp omslag: Nanja Toebak, 's Hertogenbosch
Ontwerp binnenwerk: TEFF (www.teff.nl)
Automatische opmaak: Crest Premedia Solutions (P) Ltd, Pune, India

Bohn Stafleu van Loghum
Het Spoor 2
Postbus 246
3990 GA Houten

www.bsl.nl

# Inhoud

| | | |
|---|---|---|
| | Voorwoord | 1 |
| | Inleiding | 3 |
| 1 | Anatomie en groei van de nagel | 5 |
| 2 | Instrumenten algemeen | 9 |
| 3 | Blauwdrukken | 27 |
| 4 | **Hypertrofische nagels** | **35** |
| | Overmatige druk door de schoen | 36 |
| | Lopen op de zijkant van de teen | 37 |
| | Te kleine schoenen of hoge hakken en spitse punten | 38 |
| | Zware steen op de teen | 38 |
| | Tenen in de verdrukking | 39 |
| 5 | **Mycose- of schimmelnagels** | **41** |
| | Weinig behandelmogelijkheden | 43 |
| | Zonder pijn lopen | 44 |
| | Alleen nog aan de vierde teen | 45 |
| | Een marathon gelopen | 46 |
| | Geen zin om te druppelen | 47 |
| | Verschillende infecties in verschillende tenen | 49 |
| | Heel veel hardlopen | 50 |
| | 'Tunnel' | 51 |
| | Bruine verkleuring | 52 |
| 6 | **Psoriasisnagels** | **53** |
| | Ernstige vorm van psoriasis | 54 |
| 7 | **(Pseudo) unguis incarnatus (ingroeiende en ingegroeide nagel)** | **57** |
| | Forse pijnklachten digitus II beide voeten | 64 |
| | Als een soort nietje samengeperst | 66 |
| | Ik was mijn eigen chirurg | 67 |

| | | |
|---|---|---|
| | Te kort geknipt | 69 |
| | Totaal geen last | 70 |
| | Puberteit | 70 |
| **8** | **Hyperkeratose en clavus subungualis (eelt en likdoorns onder de nagel)** | **73** |
| | Nieuwe lakschoenen voor de bruiloft | 73 |
| | Siliconen teendopje | 75 |
| | Pumps, een maatje te klein | 75 |
| | Veel pijnklachten | 76 |
| | Door durven gaan | 77 |
| | Twee consulten en een paar verloren schoenen | 77 |
| | Schoenmaat 48 | 79 |
| | Nog levende nagelbedcellen | 80 |
| | Rigide teen | 81 |
| **9** | **Verwaarloosde nagels** | **83** |
| | Niet echt geïnteresseerd | 83 |
| | De rechtersok blijft aan | 85 |
| | Prettig in de wandelschoenen | 86 |
| | Een heel onverzorgde infectie | 87 |
| **10** | **Nageltrauma** | **89** |
| | Te lange wandeling in te kleine schoenen | 89 |
| | Zware steen | 90 |
| | Voorzichtig glad slijpen | 91 |
| | Tafelpoot | 92 |
| **11** | **Nagelbeugeltechnieken** | **93** |
| | Een finke bos bloemen | 94 |
| | Tovenaar | 96 |
| | Het is weer zover | 97 |
| | Langdurige geschiedenis | 98 |
| | Gouden beugel | 100 |
| **12** | **Nagelreparatie** | **103** |
| | Nette nagel voor de vakantie | 104 |
| | Zelf een hoek eruit geknipt | 105 |
| | Partiële reparatie | 106 |
| | Zware bloempot | 107 |
| **13** | **Overige nagelproblemen** | **111** |
| | Amputatie | 111 |
| | Eczeemnagel | 112 |
| | Fibroompje | 113 |
| | Splinter | 114 |
| | **Verklarende woordenlijst** | **115** |
| | **Register** | **119** |

# Voorwoord

Tien jaar geleden startte ik met de basisopleiding pedicure. Al gauw was mijn honger naar 'voetenkennis' niet meer te stillen. We kregen mooie studieboeken over anatomie, fysiologie en algemene pathologie.

Het boek dat specifiek over voetproblemen en voetverzorging ging, viel echter zwaar tegen. Alle onderwerpen werden even aangetipt, meer was het niet. Een halve pagina werd gewijd aan de mycosenagel, de rest van de bladzijde ging over onycholisis, eenderde pagina was gereserveerd voor de snijtechnieken en ga zo maar door. De teksten werden begeleid door onduidelijke tekeningetjes en een enkele foto. Het verbaasde mij dat de informatie over het hoofdvak zo summier op schrift stond. Onze praktijkdocente vond dat blijkbaar ook, want ze nam iedere week haar plakboeken vol vakgerichte artikelen uit oude Podoposten mee naar school. Zo kon ze ons toch laten zien hoe een ingegroeide nagel en een likdoorn onder de nagel eruit zagen. Het viel me al gauw op dat veel artikelen van de hand van ene Toos Mennen waren.

Ik nam direct een abonnement op Podopost en ging op zoek naar extra studieboeken over nagel- en huidproblemen aan de voet, maar ik kon niets vinden.

Als beginnend pedicure kreeg ik vaak voeten onder ogen die zeer lang geleden of zelfs nog nooit door een pedicure onder handen genomen waren. Ik moest oplossingen bedenken voor lastige nagelproblemen die ik bij de modellen op school niet tegengekomen was. Mijn summiere studieboek schoot flink tekort als steun in de rug. Natuurlijk kwam het uiteindelijk altijd goed, maar ik voelde me op zulke momenten knap eenzaam.

Nu zijn we een decennium verder en ik heb in samenwerking met Toos al veel artikelen voor Podopost geschreven. Daardoor ben ik ook getuige geweest van het tot stand komen van dit boek. Toos wilde met actiefoto's zeer secuur alle stappen van behandelingen in beeld brengen om te demonstreren hoe u bepaalde nagelproblemen aan kunt pakken. Gewapend met mijn camera hing ik soms letterlijk vlak boven de voeten van haar cliënten. Honderden foto's werden vooral door haar en gedeeltelijk door mij geschoten om 'die ene goeie' eruit te kunnen pikken.

Ik mocht teksten lezen en stond opnieuw versteld van de hoeveelheid nagelafwijkingen die er bestaan. Toen ik het eindresultaat in handen had, vond ik daarmee eindelijk het boek waarnaar ik tien jaar geleden al op zoek was: alle nagelafwijkingen en alle bijbehorende handelingen duidelijk in woord en beeld bijeen gebracht.

Beter laat dan nooit! Voor leerlingen en beginnend pedicures is dit een leerzaam studieboek en voor ervaren pedicures is het een zeer welkom naslagwerk. Ik hoef het geen plaatsje te geven in de boekenkast, want waarschijnlijk ligt het altijd binnen handbereik in de praktijkruimte en dient het als inspiratiebron tijdens het schrijven van artikelen.

Toos, dank je wel voor het zo openhartig delen van je kennis met alle pedicures van Nederland. Dit boek is een kroon op bijna 25 jaar ervaring.

Ellen van Kruining

# Inleiding

Nagels zijn onze visiteplaatjes! Zowel op vingers als op tenen zijn de nagels spiegels van ons lichaam. Wie wil nou geen mooie gezonde teennagels?
Helaas lukt dit niet altijd. Dit boekje wijst de weg in het onderzoeken, beoordelen, behandelen en adviseren van mensen die een teennagelaandoening hebben. Doel is om meer inzicht te krijgen in nagelproblematiek om zo een adequate behandeling en misschien nog méér een deskundig advies te geven, met als resultaat een tevreden klant. Eerst zal de algemene anatomie aan bod komen, vervolgens het te gebruiken instrumentarium, aangevuld met veel casuïstiek uit de eigen praktijk. De casussen zijn tot stand gekomen door de zeer sympathieke medewerking van veel van mijn cliënten.
Er is gekozen voor een algemeen gedeelte bij elke nagelaandoening, waarna per casus zoveel mogelijk aangegeven wordt wat de oorzaak, het gevolg en de behandelmethoden zijn. Hoewel ik probeer zo compleet mogelijk te zijn, wil ik niet pretenderen alwetend te zijn en reacties, opmerkingen en opbouwende kritiek zijn dan ook welkom!

Vanuit elke beroepsgroep wordt er soms anders aangekeken tegen voeten, nagels en hun eventuele afwijkingen. Elke nagel is anders, elk mens is anders, elke beleving bij zowel klant als behandelaar is anders. In de alternatieve geneeswijzen wordt aan een nagelaandoening vaak een geheel andere verklaring gegeven dan in het reguliere circuit. In dit boekje wordt uitsluitend vanuit het oogpunt van de pedicure geredeneerd.

> Latijnse en Nederlandse benamingen worden soms door elkaar heen gebruikt. Om de leesbaarheid zo groot mogelijk te maken, zijn veelal de woorden gebruikt zoals ze in de spreektaal het meest gebezigd worden. Voor de volledigheid is achterin dit boekje een woordenlijst opgenomen.

Een speciaal woord van dank richt ik aan Ellen van Kruining die mij steeds met raad en daad terzijde heeft gestaan bij de totstandkoming van dit boekje en tevens de moeite heeft genomen om in mijn praktijk diverse foto's te maken die u in dit boekje tegenkomt.

# 1 Anatomie en groei van de nagel

Eén van de belangrijkste taken van de (medisch) pedicure is het verzorgen van de nagels van de cliënten. Hiervoor is algemene kennis van de anatomie van de nagel (zie afbeelding 1.1) noodzakelijk. Alleen dan is het mogelijk om de processen van de gezonde of zieke nagel te begrijpen en eventueel te behandelen. Hierbij is met name de adviserende taak van de behandelaar aan de cliënt een zeer belangrijke factor.

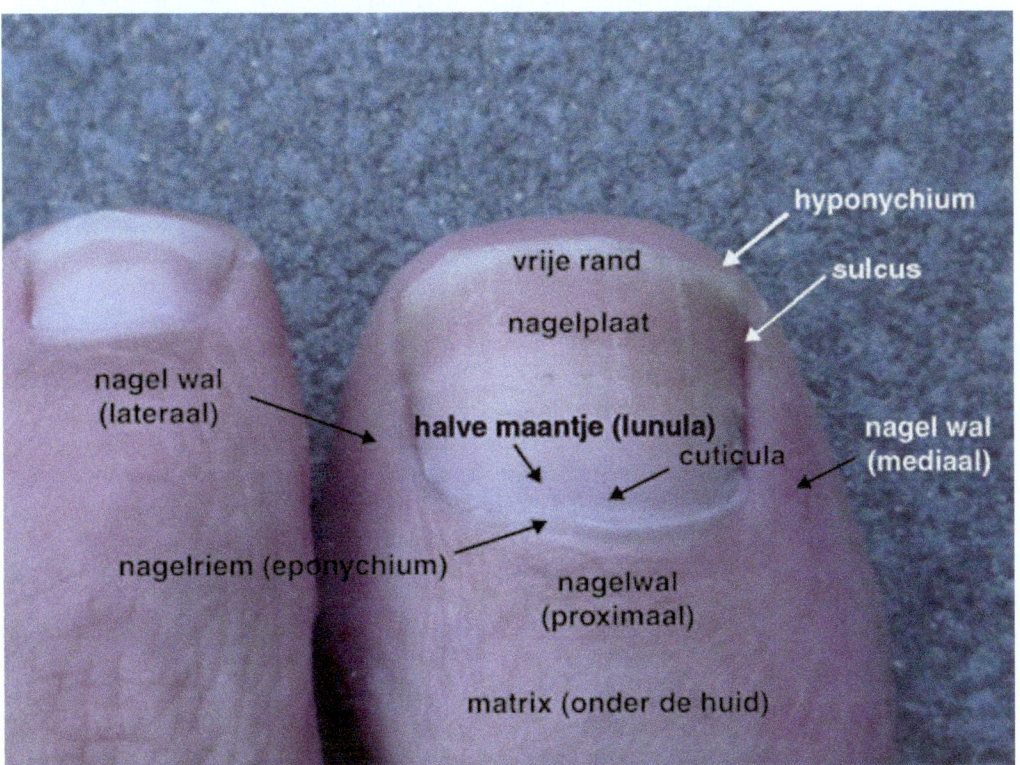

*Afbeelding 1.1*

### Corpus unguis (nagelplaat)

De nagelplaat behoort tot de opperhuid en bestaat voornamelijk uit het proteïne keratine. Hierin zijn aminozuren, zwavel, calciumfosfaten, water, carbolhydraten, vet en water terug te vinden. De nagelplaat wordt gevormd uit de cellen van het stratum Malpighi, ook wel de kiemlaag genaamd.

Het zichtbare gedeelte van de nagelplaat bestaat feitelijk uit drie lagen:
1 *ventrale nagel*: de onderste laag, die bestaat uit een soort keratine. Van hieruit ontstaat verhoorning en verdikking bij pathologische nagels. Dit is de directe verbinding met het nagelbed;
2 *intermediaire nagel*: de middelste laag met kubusvormige cellen. Het is een keratinelaag, die alle voedingsstoffen opneemt en vocht en vet vasthoudt;
3 *dorsale nagel*: de bovenste laag met vlakkere dichter gelaagde, in lengte gestrekte cellen. Het is de hoornlaag of schubbenlaag, de oppervlakkige laag, die loslaat bij uitdroging.

De nagelplaat groeit van proximaal naar distaal uit de nagelriem en bestaat als zodanig uit een onzichtbaar gedeelte onder de huid (de matrix), het zichtbare gedeelte dat normaal gesproken op het nagelbed vastzit (de nagelplaat) en een los van het nagelbed gelegen vrij nageluiteinde (wit van kleur) dat geknipt kan worden.

### Functie van de nagelplaat

Mensen die problemen hebben aan de teennagels, zoals ingegroeide pijnlijke nagels, vragen vaak een arts om de nagel te verwijderen. Deze optie wordt niet ondersteund door beroepsbeoefenaren op het gebied van nagelverzorging en tegenwoordig (gelukkig) ook niet meer door de meeste artsen. Een nagel heeft namelijk een aantal belangrijke functies:
- het fungeert als waterbestendige laag;
- het beschermt nagel- en teenuiteinden tegen het binnendringen van micro-organismen;
- het biedt bescherming en tegendruk aan de teentop, die zeer rijkelijk voorzien is van zenuwen en bloedvaten. Door deze tegendruk is het ook mogelijk om met de teentoppen goed te kunnen voelen, waardoor een goede afwikkeling met de tenen bevorderd wordt;
- de top van een teen waarvan de nagel blijvend verwijderd is, komt omhoog en kan problemen geven bij het lopen en eventuele pijnklachten door de tegendruk van de schoen;
- voor veel mensen vormt een verwijderde nagel een esthetisch probleem.

### Nagelmatrix (nagelwortel)

De nagelmatrix is het onderhuidse gedeelte van de nagel en loopt door tot aan de lunula (het halve maantje). De matrix vormt zich vanaf de derde maand van de zwangerschap en ontstaat door een instulping van de opperhuid die verandert van structuur. Deze instulping maakt keratinecellen (hoorncellen) aan, waardoor de nagelmatrix wordt gevormd. De vorming van de nagelmatrix gebeurt in principe door zeer gespecialiseerde cellen die zich continu en veelvuldig vermenigvuldigen. De cellen vullen zich met keratine en naarmate de cel zich vult, neemt de celactiviteit af. Na verloop van tijd sterft de cel en de overgebleven resten, met name keratine, worden naar voren geduwd. Dit is de groei van de nagel.

De nagel van een vinger groeit ongeveer 2-3 mm per maand. De nagel van een teen groeit langzamer, zo'n 1-1,5 mm per maand. Dit kan te maken hebben met het sneller afslijten van de teennagels door tegendruk van sokken en schoenen. Door deze tegendruk is bovendien de doorbloeding in de toppen van de tenen vaak slechter dan de doorbloeding in de vingertoppen. Hoe beter de doorbloeding en hoe jonger iemand is, des te sneller groeien de nagels. In de zomer groeien nagels sneller dan in de winter. Nagels die 'geprikkeld' worden, bijvoorbeeld de nagels van de meest gebruikte hand, groeien over het algemeen sneller dan de nagels die niet of minder geprikkeld worden, zoals de nagels van de minst gebruikte hand. Knippen en vijlen is een groeistimulans voor de nagel.

De groei is verder afhankelijk van gezondheid en leeftijd. Nagels groeien langzamer bij ondervoeding, hoge koorts en als iemand celremmers gebruikt (zoals bij kanker en bepaalde vormen van reuma). Bij (ernstige) ziekten kan als gevolg van vertraging in de nagelgroei een dwarse ribbel in de nagel ontstaan. Hieraan is te zien dat de nagelgroei verstoord was gedurende een bepaalde tijd.

Krijgt iemand een zwaar voorwerp op een teen ter hoogte van het begin van de matrix, dan is het mogelijk dat de eerste twee tot drie maanden geen blauwe verkleuring zichtbaar is. Na die tijd kan er 'opeens' een blauwe nagel te voorschijn komen, die dan het resultaat is van het matrixtrauma enkele maanden geleden. De basis van de matrix doet er namelijk twee tot drie maanden over om onder de huid en nagelriem uit te groeien.

De nagelmatrix loopt zoals gezegd tot aan het einde van de lunula en groeit vervolgens als zelfstandige nagel verder. De nagel groeit van proximaal naar distaal en is verbonden met het nagelbed, dat zeer rijk is aan bloedvaten en zenuwen en daarom perfect geschikt is om de nagel vast te houden.

## Hyponichium (nagelbed)

Het nagelbed is een onderdeel van de hoornhuid. Het bevat vele zenuwen, bloedvaten en lymfevaten en is bijzonder gevoelig. Het nagelbed is de basis waarop de nagel vastzit. Trauma's in het nagelbed kunnen leiden tot een eventueel blijvende stoornis in de nagelgroei of tot een beschadigde nagel. Door de vele bloedvaten in het nagelbed krijgt de nagel zijn roze kleur. De nagelplaat zelf bevat namelijk het doorschijnende eiwitkeratine.

## Eponychium (nagelriem)

De nagelriem bestaat uit cellen van het stratum corneum, beslaat de zijkant en de achterkant van de nagel en is in feite de verhoornde rand van de nagelwal. De nagelriem is het uiteinde van de nagelplooi van waaruit de nagel groeit en biedt bescherming tegen het binnendringen van ziektekiemen, water en vuil. Bij een gezonde nagel hoort over het algemeen ook een gezonde nagelriem.

### Vallumunguis en sulcus unguis (nagelwal en nagelplooi)

De termen 'nagelwal' en 'nagelplooi' worden meestal door elkaar gebruikt. De nagelwal is het opstaande gedeelte aan de zijkanten van de nagel en de nagelplooi is het diepe gedeelte. Zij bieden bescherming en begeleiding aan de nagel. Voorwaarde is wel dat de nagel met de zijkanten voldoende ruimte in de schoenen heeft. Als er te veel druk op de nagelwal ontstaat, kan deze gaan ontsteken of er kunnen zich eelt en likdoorns in vormen.

## 2 Instrumenten algemeen

De pedicure kan tijdens een behandeling gebruik maken van een uiteenlopend instrumentarium. Te allen tijde is aan te raden hierbij een roestvast staal en nikkelvrij instrumentarium te gebruiken om allergische reacties bij de cliënt te voorkomen. In de volksmond wordt overigens meestal gesproken over 'roestvrij' staal. Roestvast staal is prima te reinigen in de ultrasoon reiniger en bestand tegen de vereiste einddesinfectie met alcohol 70-80%.

Frezen bestaan uit roestvast staal of uit een combinatie van roestvast staal met diamantkorrels.

### De nageltang

Nageltangen kunnen we grofweg indelen in tangen met een rechte bek en tangen met een kromme bek. Het gebruik hiervan is individueel bepaald.

Daarnaast kan de tang enkelgescharnierd (zie afbeelding 2.3 en 2.4) of dubbelgescharnierd (zie afbeelding 2.1 en 2.2) zijn. De dubbelgescharnierde tang hevelt een gedeelte van de kracht, die normaal gesproken met de hand gezet moet worden, over van het ene scharnier naar het andere. Hierdoor kan met deze tang verhoudingsgewijs gemakkelijker geknipt worden, ondanks dat de nagelplaat dik en hard is.

Een nageltang kan een hardstalen veer hebben die bestaat uit twee gedeelten of een opgerold veersysteem. Het opgerold veersysteem is minder goed schoon te maken.

Er bestaan ook tangen die speciaal gemaakt zijn voor de pedicure met kleine handen. Deze tangen hebben wel de kracht van een normale nageltang, maar zijn een stuk kleiner (zie afbeelding 2.5).

Sommige pedicures werken liever met een hoektang. De bek van een hoektang is echter vaak niet geschikt voor de harde nagel, waardoor de tang instabiel wordt en niet meer goed knipt. Hiervoor is een speciale hoektang ontwikkeld met een hardstalen knipgedeelte (zie afbeelding 2.6).

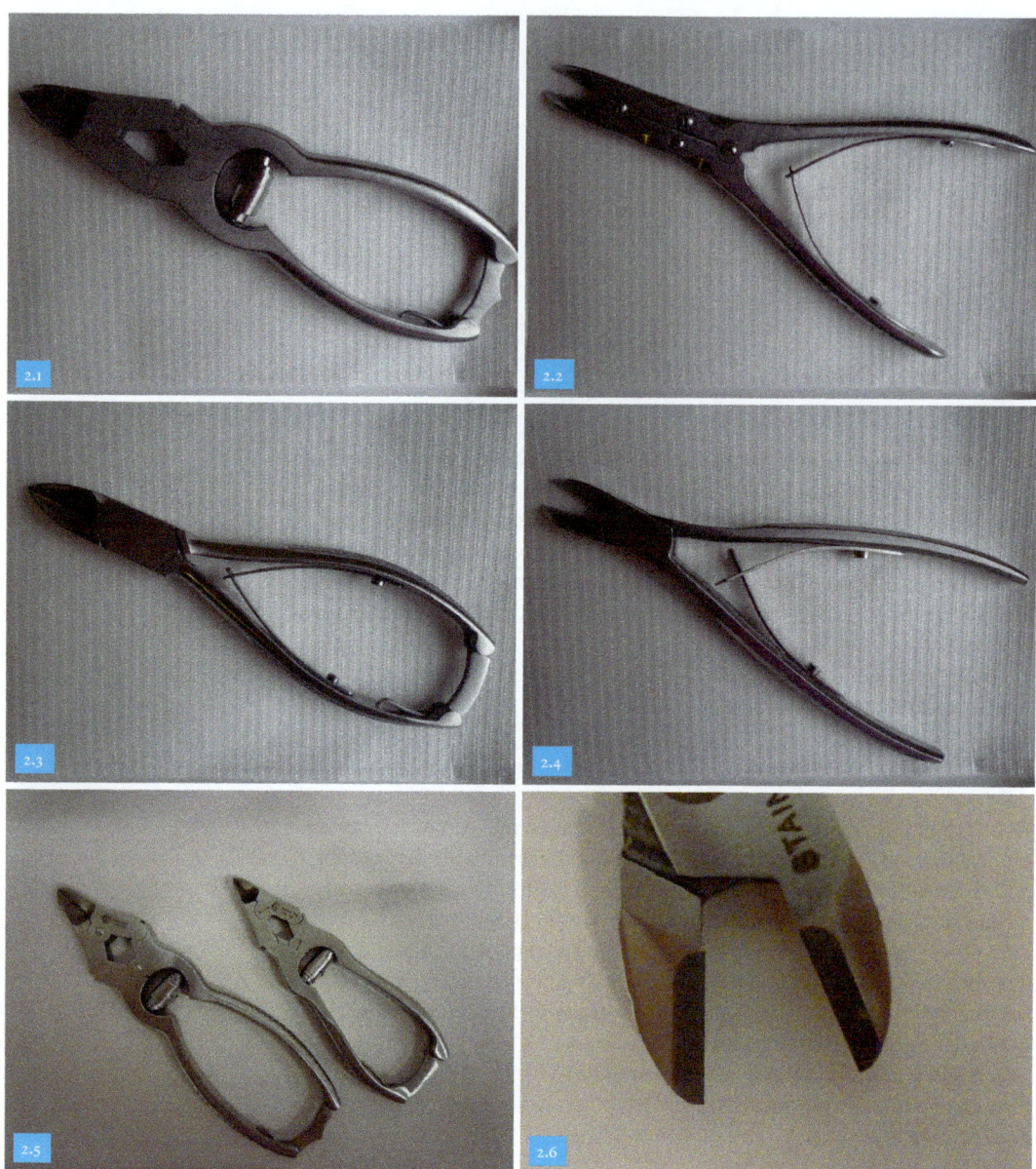

*Afbeelding 2.1 t/m 2.6*

Elke pedicure bepaalt voor zichzelf welke tang geschikt is. Wat voor de één een prettige en handzame nageltang is, kan voor de ander een onhandige tang zijn. Belangrijk is om tijdens het kopen van een nageltang de tang een tijdlang in de hand te houden en knipbewegingen te maken. Op die manier kan elke pedicure voor zichzelf bepalen of het de juiste tang is.

Knip een nagel uitsluitend met de punt van de nageltang. Dit betekent dat bijvoorbeeld een grote teennagel soms in vier tot zes keer met zeer kleine stukjes geknipt wordt. Houd met de fixatiehand het af te knippen nagelstukje tegen en vang het met deze hand op. Als u deze techniek goed hanteert, dan is weinig kracht op de tang voldoende. Bovendien breken de nagels dan niet kapot en breken er niet onverwacht stukjes uit de nagels. Als de techniek honderd procent zeker goed wordt toegepast en er breken desondanks toch nagelhoekjes of stukjes uit de nagel, dan is de nageltang waarschijnlijk bot en toe aan vervanging (een nageltang slijpen is een zeer specialistische en moeilijke klus die zelden meer wordt toegepast). In uitzonderlijke gevallen breken stukjes af door de nagelstructuur. Maar over het algemeen kunt u bij correcte toepassing van de kniptechniek de meest brokkelige en brosse nagel glad en recht knippen (zie afbeelding 2.7).

Tijdens het knippen fixeert u met een hand de teen en hanteert u met de andere hand de nageltang. Bij sommige cliënten is het moeilijk of onmogelijk om een teen individueel te fixeren. Dan is een goede optie om meerdere tenen tegelijkertijd te fixeren, zodat u toch veilig kunt knippen (zie afbeelding 2.8 en 2.9).

In sommige gevallen is het moeilijk om de tang recht voor de nagel te plaatsen, omdat de nagel bijvoorbeeld aan de zijkant in een hoek van 90 graden groeit. In dat geval is het noodzakelijk om de nageltang verticaal te gebruiken en met de hoek van de nagel mee te gaan (zie afbeelding 2.10).

Kleine teennagels groeien soms verticaal. De nagel moet met de nageltang plat weggeknipt en glad gefreesd worden, zodat de cliënt er niet mee in de sokken haakt (zie afbeelding 2.11).

Als de tenen voldoende flexibel zijn, dan kunt u de nageltang zowel onder als boven de andere tenen gebruiken. Hoewel de nageltang op veel verschillende manieren te gebruiken is, is het belangrijk om steeds de volgende punten in acht te nemen:
- fixeer de teen of tenen goed;
- knip uitsluitend met het puntje van de tang;
- knip uitsluitend zeer kleine stukjes nagel ineens;
- scherm het te knippen stukje nagel goed af met de duim van de fixatiehand;
- kijk zorgvuldig of het nagelbed niet te ver naar voren doorgroeit om te voorkomen dat u in het nagelbed knipt, want dat is uitermate pijnlijk en het kan flink bloeden door de hoeveelheid bloedvaatjes en zenuwen in de teentoppen;
- als een nagel al gescheurd of brokkelig is, kan het nodig zijn om met een van de vingers van de fixatiehand bovenop de nagel enigszins tegen te houden tijdens het knippen. Hierdoor voorkomt u het kapot breken van de nagel.

> Over het algemeen kan gesteld worden dat er sprake is van een techniekfout als u veel kracht op een nageltang moet zetten om het nagelstukje te kunnen knippen!

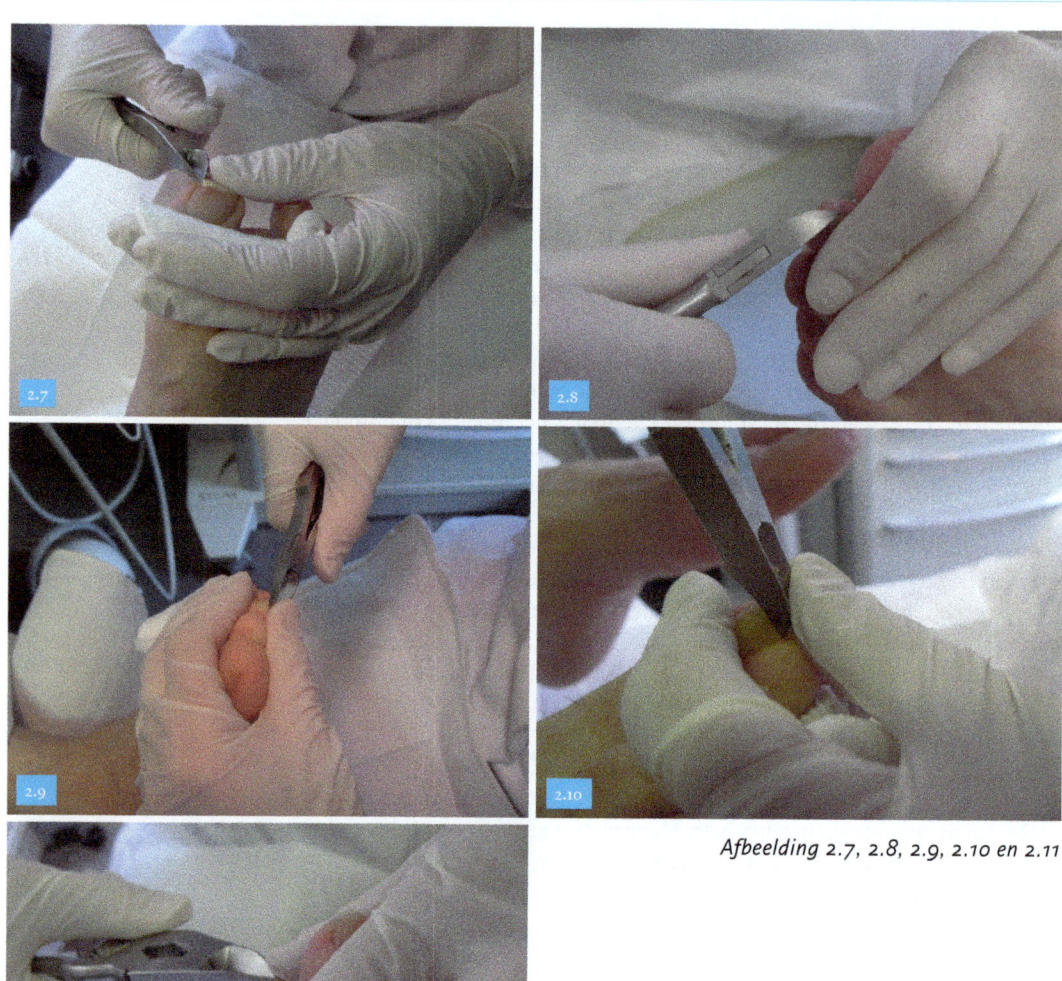

*Afbeelding 2.7, 2.8, 2.9, 2.10 en 2.11*

### De hoektang

De hoektang is niet weg te denken uit de pedicurelade. Deze tang kan in korte tijd het werk doen waarvoor met de frees veel langer nodig is. Bovendien is er met de hoektang minder kans op het ontstaan van wondjes dan bij het werken met de frees. Er zijn veel verschillende hoektangen (zie afbeelding 2.12). Voor een goede behandeling van bijvoorbeeld een ingroei-

ende nagel is het noodzakelijk dat de tang zeer spits en slank is. Er zijn
diverse maten die het aantal millimeters van de bek aangeven. Om secuur
te kunnen werken is het nodig om in elk geval maat 13 en maat 10 of 11 te
hebben. Het werken hiermee vraagt enige oefening, maar de ingroeiende
wig kan met de hoektang zeer zorgvuldig weggehaald worden zonder
enig gevaar op wondjes (zie hiervoor hoofdstuk 7). Verder kan de hoektang
uiteraard gebruikt worden om kleine velletjes en dergelijke weg te knippen
of om eventueel een kleine teennagel korter te knippen.

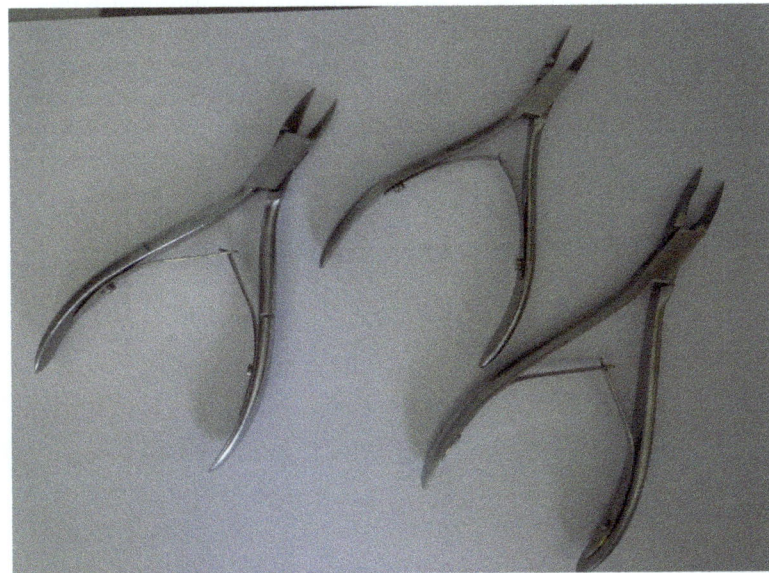

*Afbeelding 2.12*

## De nagelheffer

De nagelheffer (zie afbeelding 2.13) wordt over het algemeen gebruikt om
de nagelriemen voorzichtig los te maken en lichtjes op te duwen als hiervoor een indicatie is. Het lepeltje kunt u hiervoor omgekeerd gebruiken.
Daarnaast wordt de nagelheffer gebruikt voor het globaal schoonmaken
van zowel zijkant van de nagel als het vrije nageluiteinde. Verder kan de
nagelheffer dienen als instrument om de nagelwal open te sperren om zodoende de nagelplooi goed te kunnen inspecteren.

Bij voorkeur worden de nagelriemen eerst met een weekmakend product
ingedruppeld. Het is belangrijk dit product even in te laten werken, vooral
bij een eeltige nagelriem.

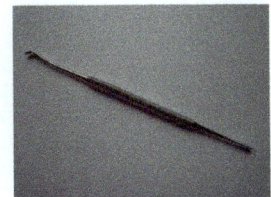

*Afbeelding 2.13*

Over het bewerken van nagelriemen zijn veel discussies binnen de pedicurewereld. Het is in ieder geval noodzakelijk dat de nagelriem een soepele, maar strakke afscheiding is waar de nagel moeiteloos onder vandaan
kan groeien. Een dikke, eeltige en/of meegroeiende nagelriem kan de functie van beschermer niet voldoende vervullen, waardoor micro-organismen

voor infecties kunnen zorgen. Als de nagelriem over de nagel meegroeit, blijft het eerste gedeelte van de nagel – distaal van de nagelriem – volledig afgesloten van zuurstof, hetgeen de gezonde nagelgroei niet ten goede komt.

Bij de behandeling van de nagelriem is mijn ervaring dat de nagelriem altijd goed verweekt moet worden (de nagelriem bestaat immers uit hoornstof), vervolgens duw ik met rustige soepele bewegingen lichtjes glijdend de nagelriem op en knip eventuele restanten overtollig en vereelte nagelriem voorzichtig met een vellentangetje weg (zie afbeelding 2.14 t/m 2.17). Uiteraard moet dit alles met de nodige voorzichtigheid gebeuren, want het stukmaken van een nagelriem kan een vervelende infectie opleveren. Na de behandeling masseer ik een zachte crème of olie in de nagelriemen, bijvoorbeeld calendulacrème. Bij mensen met een steeds terugkerende vereelte nagelriem adviseer ik om regelmatig de nagelriemen te masseren met een zachte crème.

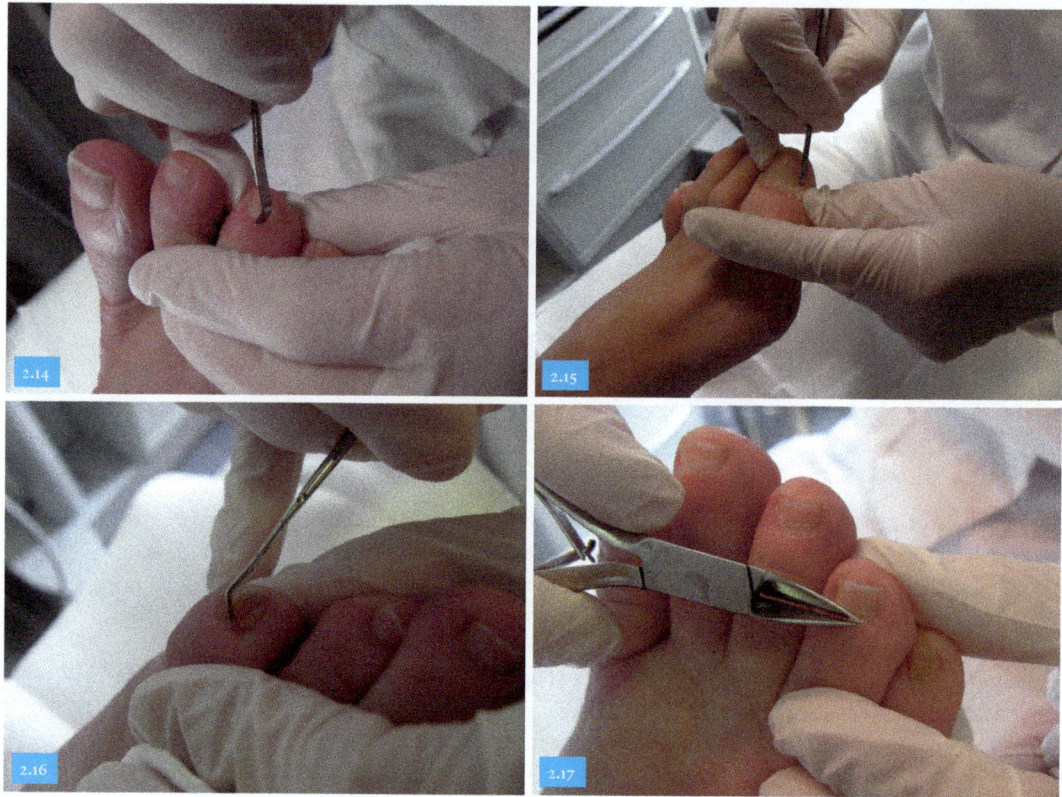

*Afbeelding 2.14 t/m 2.17*

De nagelheffer kan ook gebruikt worden om tamponnagemateriaal in de nagelwal te spatelen (zie afbeelding 2.18 t/m 2.21).

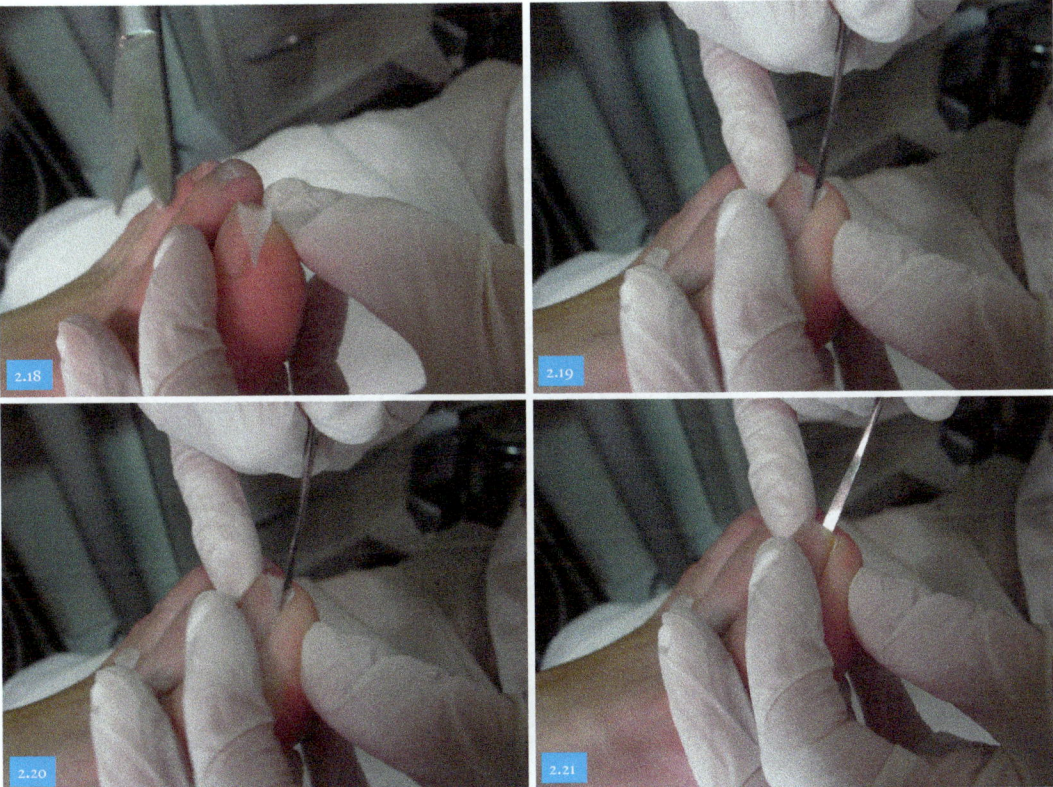

*Afbeelding 2.18, 2.19, 2.20 en 2.21*

## De excavator

De naam 'excavator' betekent letterlijk: iets weghalen door middel van een hol voorwerp. Bij de nagel is het nodig om overtollige nagelsubstantie te verwijderen. Nagelsubstantie bestaat onder andere uit:
– zeepresten;
– pluisjes van sokken;
– afgestoten hoorncellen van huid en nagel;
– eventuele mycoseresten (bij een schimmelinfectie).

Veel mensen vinden het erg vies als ze zien hoeveel nagelsubstantie er verwijderd kan worden en zijn bang dat de behandelend pedicure hen onverzorgd zal vinden. Hiervan is meestal echter totaal geen sprake. Bij een normale voetverzorging hebben mensen zelf niet in de hand hoeveel nagelsubstantie gevormd wordt.

Bij de ophoping van nagelsubstantie kunnen klachten ontstaan die gelijk zijn aan de klachten bij een ingroeiende nagel. Wanneer de nagelsubstantie vakkundig verwijderd is, zijn deze klachten weer voor enige tijd voorbij. Voor het verwijderen van de nagelsubstantie is de excavator bedacht, een instrumentje afkomstig uit de tandartswereld en van grote waarde voor de pedicure.

Excavators zijn er in diverse maten, vormen en soorten (zie afbeelding 2.22). Het is aan te bevelen om er verschillende in de instrumentenlade te hebben liggen.

*Afbeelding 2.22*

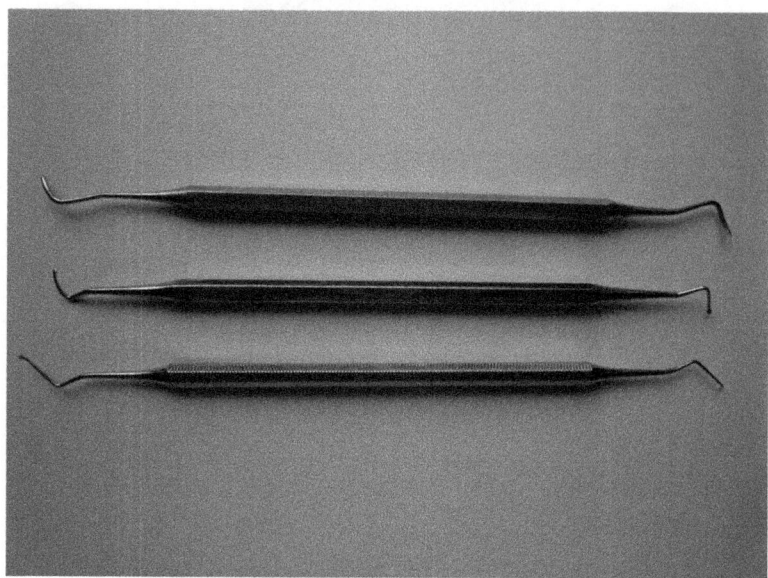

We kennen de rechte excavator, met aan de andere zijde een hoekvijltje, en er zijn excavators met zowel een linkshandig als rechtshandig haakje. Hoe dunner het 'lepeltje' aan het uiteinde van een excavator, des te preciezer u ermee kunt werken. Van een dunne excavator wordt wel gezegd dat het een scherp en 'eng' instrument is, maar dat wil ik graag weerleggen. Hoe dikker de excavator, hoe sneller er met het instrument gewrikt wordt. Hierdoor ervaart de cliënt de behandeling als onprettig en pijnlijk. Tevens wordt door wrikken het optillen van de nagel bevorderd, waarvan onycholysis (loslaten van de nagelplaat) het gevolg kan zijn. Met een dunne excavator kan perfect onder elk hoekje van elke nagel schoongemaakt worden zonder aan de nagel te wrikken of te tillen (zie afbeelding 2.23 t/m 2.26).

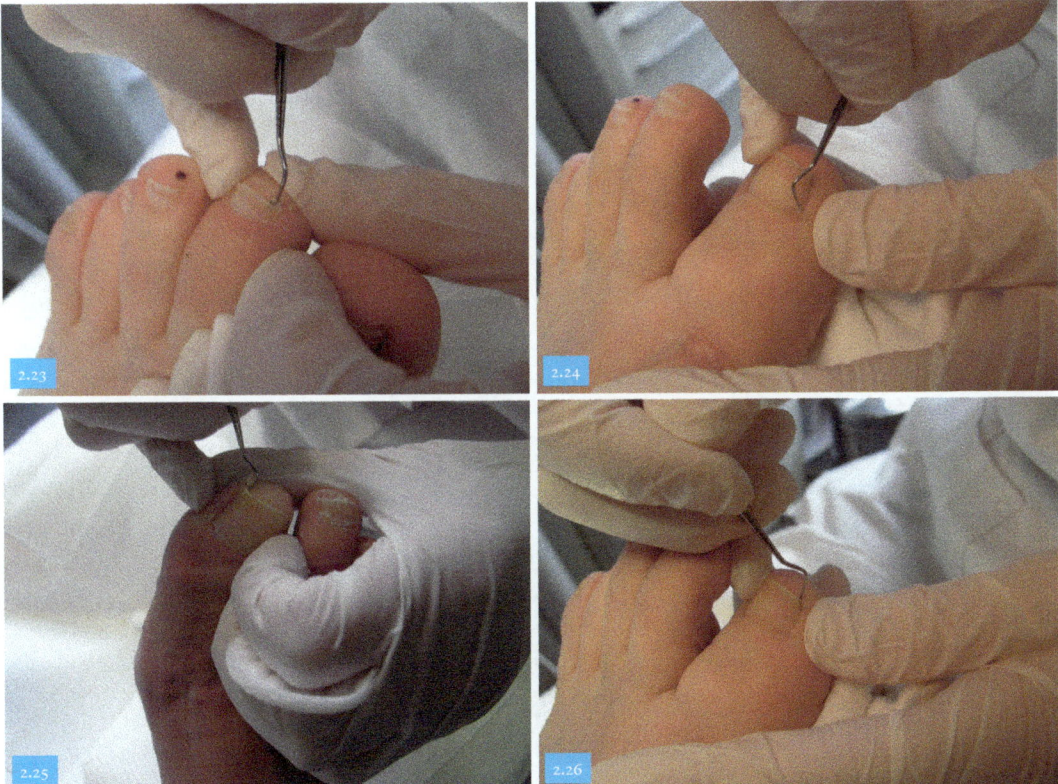

*Afbeelding 2.23, 2.24, 2.25 en 2.26*

Sommige mensen peuteren zelf de zijkanten en de uiteinden van hun teennagels schoon met bijvoorbeeld een schaartje of met hun vingernagels. Hierbij wordt regelmatig de nagel losgetild, waardoor ook onycholysis kan ontstaan. Zie voor het werken met de excavator de paragraaf over ingroeiende nagels in hoofdstuk 7.

## De tamponnagehaak

Verwant aan de excavator is de tamponnagehaak. Dit instrument wordt wel gebruikt om nagelranden schoon te maken, maar het is tevens erg handig om de zijkant van een nagel mee te tamponneren. De tamponnagehaak heeft een stompe en een zeer spitse punt, waardoor het antidrukmateriaal, bijvoorbeeld copoline, met grote precisie onder de nagelkant geschoven kan worden (zie afbeelding 2.27 t/m 2.30).

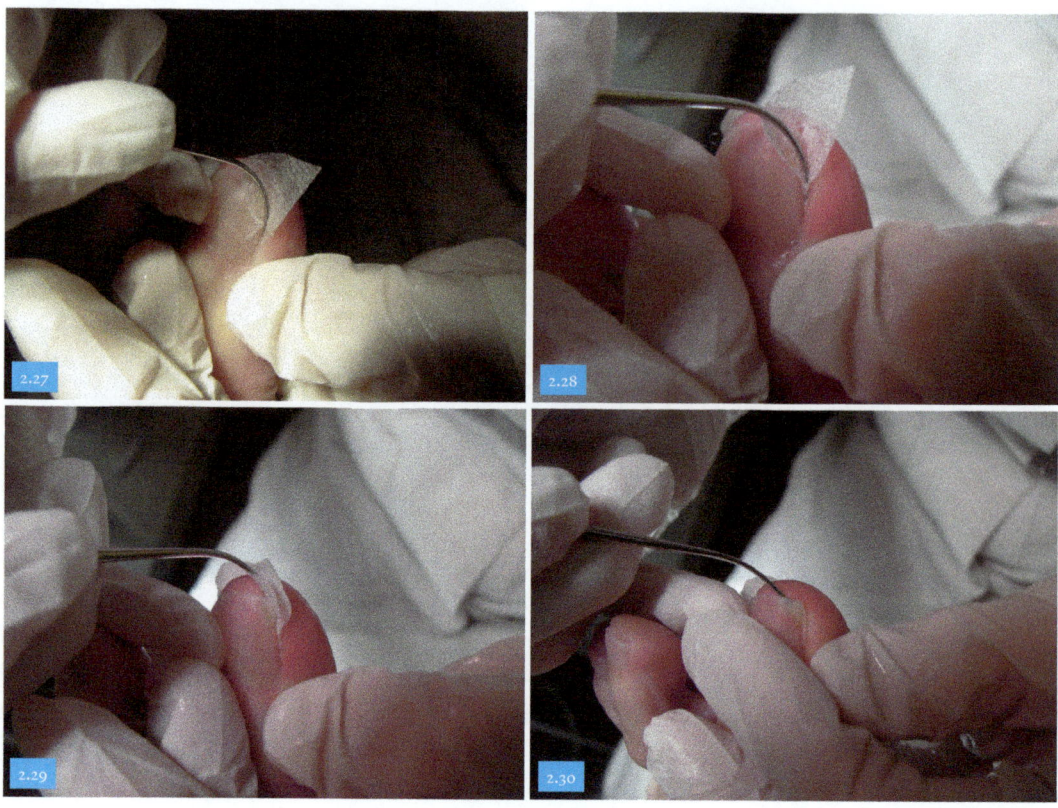

*Afbeelding 2.27, 2.28, 2.29 en 2.30*

### De hoekvijl

De hoekvijl (zie afbeelding 2.31) wordt als instrument over het algemeen onderschat. Het idee dat de hoekvijl nauwelijks van toegevoegde waarde is, klopt niet met de werkelijkheid. Wanneer u de hoekvijl nauwkeurig van proximaal naar distaal voorzichtig onder de zijkant van de nagel beweegt, dan vijlt u daarmee alle haakjes, ruwe kantjes en eventuele stukjes nagel die irriteren weg. Het wegvijlen moet uiteraard gebeuren zonder te wrikken.

### De frees

Een goede frees is de rechterhand van de pedicure. Wanneer een cliënt een (positieve) opmerking maakt over mijn hoeveelheid frezen, zeg ik altijd dat een pedicure zonder frezen hetzelfde is als een kapper zonder schaar. Frezen maken het werk licht, kunnen doen wat wij handmatig niet kunnen en zorgen voor de perfecte 'finishing touch' van een pedicurebehandeling. De nagels van de cliënten zijn onze visitekaartjes!

In de volgende subparagrafen worden de meest voorkomende frezen en hun functie behandeld, maar eerst komt een aantal relevante algemene punten aan bod.

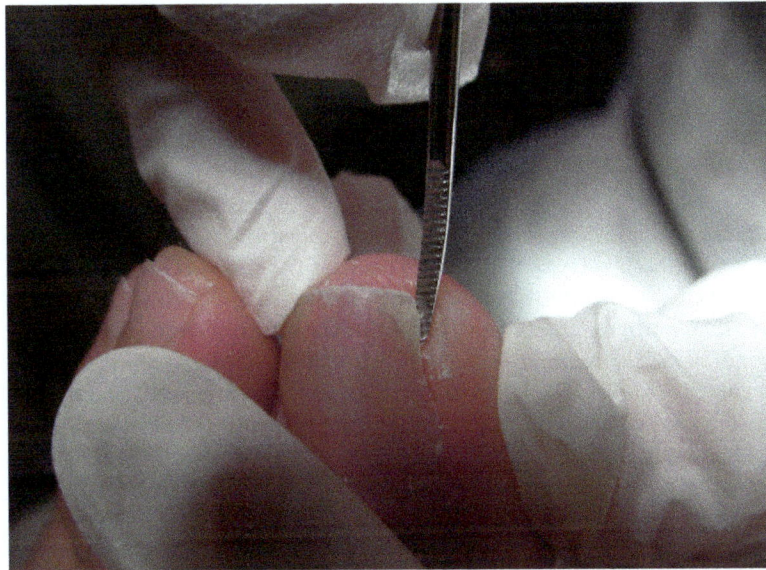

*Afbeelding 2.31*

## Perfect resultaat

Belangrijk is dat een frees alleen dan een perfect resultaat geeft als deze gebruikt wordt in een technisch goede pedicuremotor. Besparen op een goede pedicuremotor betekent inleveren op een goed werkresultaat. Een goede pedicuremotor betaalt zichzelf altijd terug. Het maakt hierbij niet uit of u werkt met de nat- of de droogtechniek. Als de kwaliteit van de afzuiging of de spray goed is en u werkt met kwalitatief goede frezen in combinatie met de juiste freestechniek, dan is honderd procent resultaat te verwachten. Voor zowel motor als frees geldt in het algemeen dat de prijs-kwaliteitverhouding hand in hand gaan. Een perfecte frees in een kwalitatief slechte motor geeft een teleurstellend resultaat. Ten onrechte wordt dan vaak gezegd dat de frees niet goed is.

## Grootte en grofheid

De grootte van het te behandelen gebied bepaalt de grootte en grofheid van de te gebruiken frees. De voorkeur voor diamant of staal is een individuele keuze. Voor een erg dikke grote teennagel kunt u bijvoorbeeld een grotere en grovere frees gebruiken dan voor een iets te dikke nagel van een kleinere teen. Het afwerken en polijsten van nagels geeft met een (zeer) fijne diamanten frees het mooiste resultaat. Wanneer een eeltlocatie met een grove frees bewerkt is, verdient het aanbeveling deze na te frezen met een fijne diamant.

## Favoriete frees

De keuze van de frees kan niet door derden bepaald worden. Er bestaat natuurlijk wel een gemiddelde standaard met betrekking tot een bepaalde frees voor een bepaald doel, maar het is goed om diverse frezen uit te proberen. Uiteindelijk kiest een pedicure haar eigen favoriete werkmateriaal. Als een frees niet goed werkt op bijvoorbeeld een grote nagel, probeer deze frees dan eens op een kleinere of dunnere nagel, of bijvoorbeeld op een stukje eelt. Zo ervaart u snel welke frees u als het meest handzaam ervaart.

*Vormen, maten, hardheden, grofheden en materialen*

Frezen zijn er in diverse vormen, maten, hardheden, grofheden en materialen. De basis zal te allen tijde roestvast staal moeten zijn. De kop van de frees kan bestaan uit roestvast staal, hardstaal of diamant. Om te testen of een diamantfrees van goede kwaliteit is, moet u de frees tussen uw handen rondrollen. Als er geen diamantkorreltjes loslaten (uw hand glinstert niet na het rollen), dan is de legering van de diamantkorrels goed. Goedkope diamantfrezen hebben gelijmde kleine diamantdeeltjes op het staal. Een goede diamantfrees heeft gelegeerde diamantkorrels, dat wil zeggen dat ze als het ware in de kop van de frees vastgeklonken zijn. Een diamantfrees kan door zowel linkshandige als rechtshandige mensen gebruikt worden.

Een frees van roestvast staal (rvs of inox, meestal noemen we het roestvrij staal) is gemaakt van hoofdzakelijk ijzer, nikkel, chroom en koolstof. Er moet minimaal 10% chroom en 1,2% koolstof gebruikt zijn om van roestvast staal te mogen spreken. Deze frezen hebben diverse grofheden en diverse vormen. Ze hebben over het algemeen recht geslepen tandjes en maken een oppervlakte daarom wel dun, maar niet glad. Een frees van roestvast staal is normaal gesproken rechtsom geslepen en dus niet geschikt voor linkshandige pedicures.

De kop van een hardstalen frees bestaat uit een koolstofverbinding met onder andere wolfram en titanium die afgewerkt zijn met kobalt of nikkel als bindmiddel. Een hardstalen frees staat garant voor absolute vormvastheid, ondanks hoge of lage temperaturen en ondanks hoge of lage trillings- of wrijvingsweerstand. Deze frezen zijn duur, maar ook zeer duurzaam en scherp. Een hardstalen frees kan recht geslepen tandjes hebben, maar kan ook diagonaal geslepen zijn. De diagonaal geslepen hardstalen frees geeft, naast het dunner maken van hard eelt of een nagel, tevens een (super)glad resultaat.

Een hardstalen diagonaal geslepen frees is alleen geschikt om te werken op hard materiaal. Een weke likdoorn bijvoorbeeld is niet te verwijderen met een hardstalen, diagonaal geslepen frees. Wel kan hiervoor de hardstalen bolkopfrees gebruikt worden.

Een nadeel van alle stalen frezen kan zijn dat deze uitsluitend eenzijdig geslepen zijn. Dit betekent dat de frezen over het algemeen alleen door rechtshandige mensen te gebruiken zijn. Er zijn tegenwoordig echter ook linkshandige stalen frezen op de markt.

*Toerental*

De meeste pedicuremotoren hebben al dan niet een traploze instelling voor het toerental. Het toerental varieert over het algemeen tussen de 10.000 en 40.000 omwentelingen per minuut. Voor het behoud van de (micro)motor en voor een optimaal freesresultaat is het instellen van het toerental van groot belang.

Hoe groter de diameter van de frees, hoe lager het toerental. Het frezen met een diamanttwister bijvoorbeeld kan het beste gebeuren op ongeveer 16.000 toeren.

Hoe kleiner de diameter van de frees, hoe hoger het toerental. Het frezen met bijvoorbeeld een bolkopfreesje kan plaatsvinden op 40.000 toeren.

## Wanneer is een frees bot?

Normaal gesproken hoeft u niet op de frees te duwen tijdens het frezen om het gewenste resultaat te bereiken. Natuurlijk oefent u enige zachte druk uit, maar de frees moet zelf het werk doen. Hoe lang een frees meegaat, is afhankelijk van welk werk u ermee doet en in welke hoeveelheid.

Als u de indruk krijgt dat u langzaam aan steeds harder op dezelfde frees moet duwen om het gewenste resultaat te krijgen, dan is de frees bot. Het is zaak om in dit geval de frees weg te gooien of te gebruiken voor veel lichter werk, want anders maakt u het handstuk van de pedicuremotor kapot. Een kapot handstuk is in een groot percentage van de gevallen het gevolg van het gebruiken van botte frezen en derhalve veel te hard duwen op de frees.

## Hardstalen, recht geslepen frees

Hardstalen, recht geslepen frezen (zie afbeelding 2.32) zijn geschikt om alle harde ondergronden dun te frezen, zoals dikke nagels en harde eeltlagen en -randen. De tandjes zijn recht geslepen en de frees zal daarom het bewerkte gebied niet glad frezen.

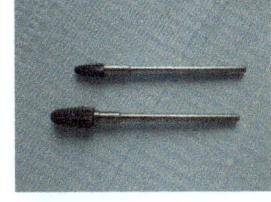

Het slijpen van dikke nagels moet bij voorkeur gebeuren van proximaal naar distaal (zie afbeelding 2.34). Hierdoor wordt met de nagelgroei mee gefreesd en krijgen de nagelwortel en het nagelbed geen of zeer weinig frictie.

*Afbeelding 2.32*

Ook tijdens het frezen is het noodzakelijk om de te behandelen locatie goed te fixeren (zie afbeelding 2.33). De hand die het freeswerk doet dient

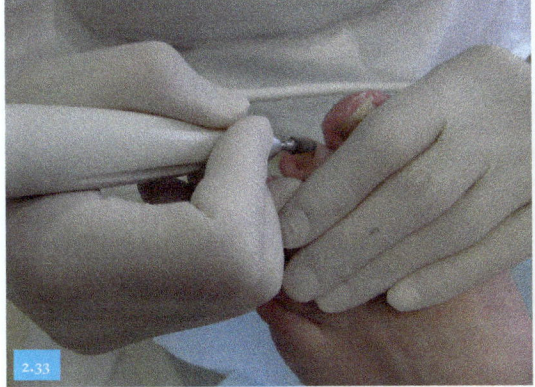
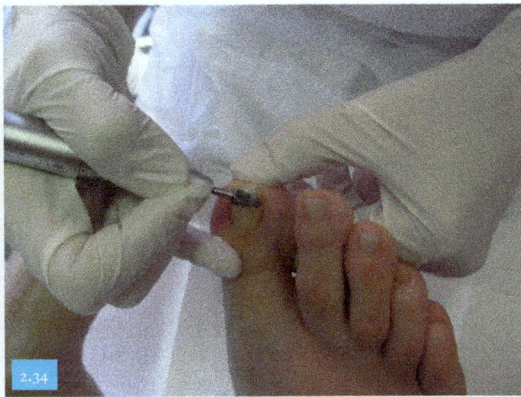

*Afbeelding 2.33 en 2.34*

een degelijk steunpunt te hebben. U kunt eventueel met de hele hand fixeren.

Op die manier ervaart de cliënt het absoluut als niet-pijnlijk of vervelend en het eindresultaat is prima.

*Hardstalen, diagonaal geslepen frees (Tungsten frees)*

De hardstalen, diagonaal geslepen frees (zie afbeelding 2.35), ook wel Tungsten frees genoemd, is geschikt om alle harde ondergronden zowel dunner als glad te frezen. Hoe grover de frees geslepen is, des te dunner kan het eelt of de nagel geslepen worden.

Een zeer fijne diagonaal geslepen hardstalen frees maakt een dikke nagel of eeltlaag niet in korte tijd dun. Hiervoor kan beter een grovere versie gebruikt worden. De zeer fijn diagonaal geslepen hardstalen frezen zijn ook heel geschikt om ruwe nagels, maar ook om kunstnagels superglad te frezen.

Afbeelding 2.35

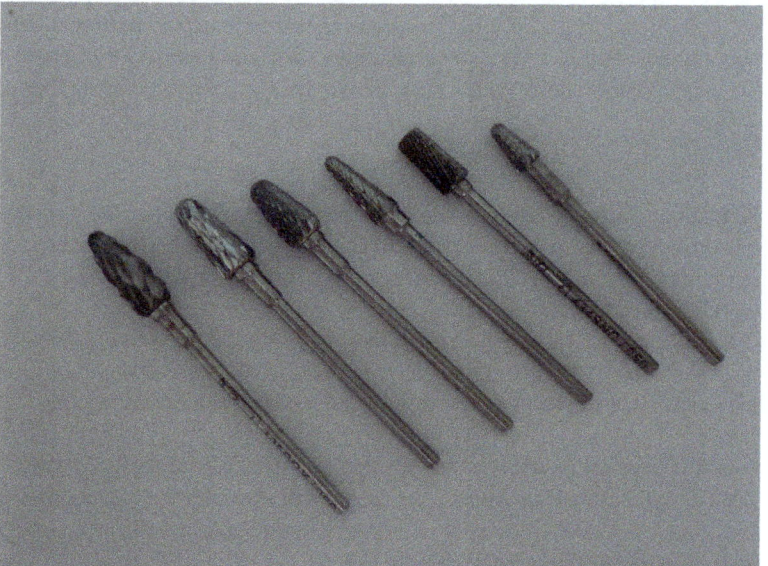

*Diamantfrees*

De diamantfrees (zie afbeelding 2.36) is te gebruiken voor alle pedicurebehandelingen. Of het nu gaat om nagels of eelt, diamant is altijd geschikt. Het is belangrijk om de grootte, de vorm en de grofheid te kiezen die bij de te behandelen locatie past. Dit is ook een kwestie van persoonlijke voorkeur. Een diamantfrees kan zowel links- als rechtsdraaiend gebruikt worden.

Met een grove diamantfrees kan een dikke nagel dun gefreesd worden, maar ook ruw eelt verwijderd worden. Met een fijne diamantfrees kan een ruwe nagel en de nagelomgeving glad gefreesd worden, evenals ruwe eeltlocaties.

*Afbeelding 2.36*

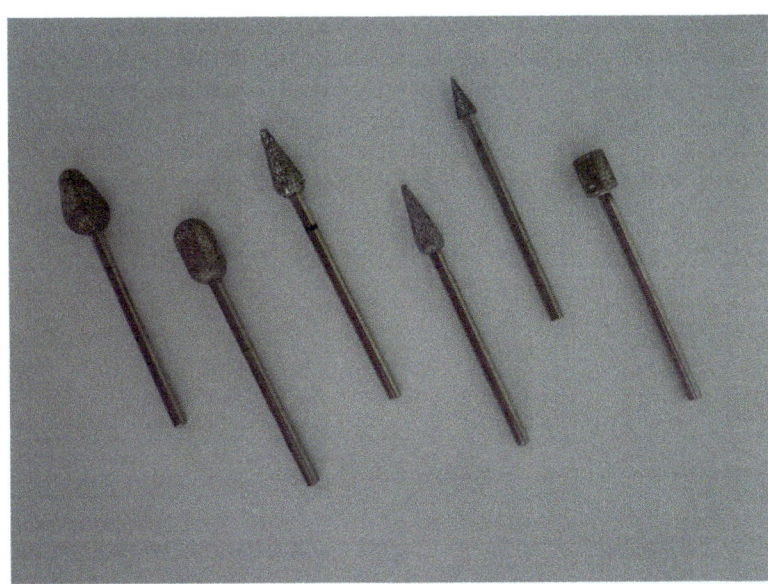

Het gebruik van diamantfrezen kan op diverse manieren, afhankelijk van de vorm en het doel. De peerfrees is bijvoorbeeld erg geschikt om langs alle randjes en hoekjes te frezen. Ook het bolle, achterste stuk van de frees kan prima gebruikt worden om nog correcties aan de nagel aan te brengen (zie afbeelding 2.37 t/m 2.40).

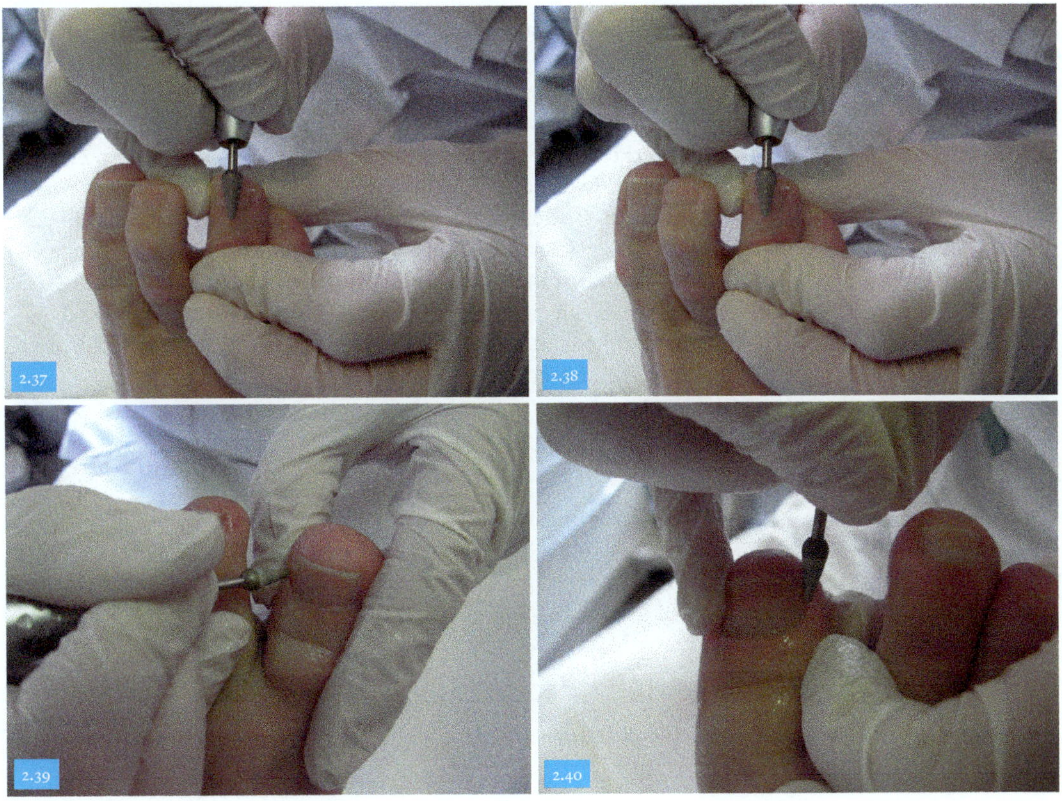

*Afbeelding 2.37, 2.38, 2.39 en 2.40*

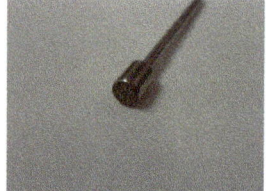

Met een tonfreesje (zie afbeelding 2.41 en 2.42) kunt u de voorkant van de nagel strak en recht slijpen. Deze frees is ook geschikt voor het dunner slijpen van de nagel. Als u de voorkant van de nagel recht slijpt, let er dan op dat u de huid van de teentop niet raakt. Speciaal hiervoor bestaat een tonfrees (afbeelding 2.41) waarvan uitsluitend de platte bovenkant diamantkorrels heeft. Deze laatste wordt vaak aanbevolen bij risicovoeten.

*Afbeelding 2.41*

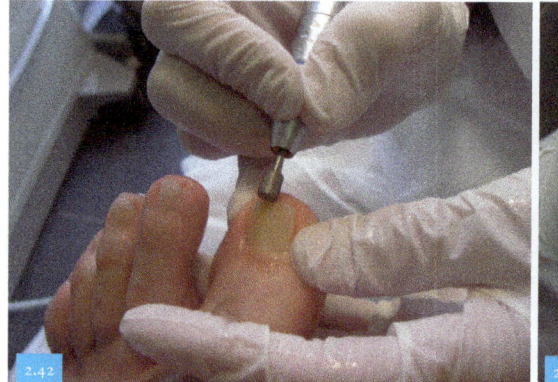 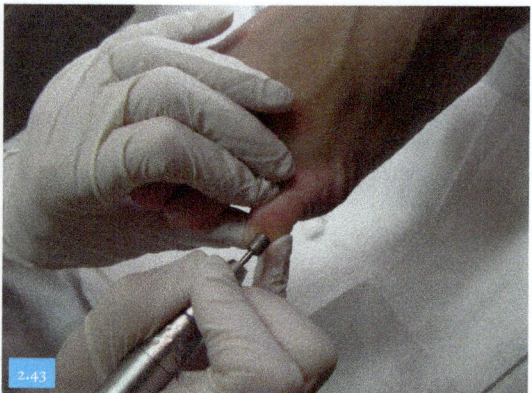

*Afbeelding 2.42 en 2.43*

### Fissuur- en bolkopfrees

Voor het behandelen van ingroeiende nagels en eelt en likdoorns in de nagelwallen, gebruiken we naast een mesje eventueel fissuur- of lansfrezen (zie afbeelding 2.45 en 2.46) en bolkopfrezen (zie afbeelding 2.44). Deze frezen zijn er in vele vormen, maten en dikten. In de nagelwallen is met diamant werken het veiligst, het geeft de minste kans op wondjes. Zit er een likdoorntje in de nagelwal, dan kan het handig zijn om *naast* de cliënt plaats te nemen. Op deze manier kunt u het bolkopfreesje op een veilige manier gebruiken (zie afbeelding 2.47). Wanneer het lastig is om de nagelwal goed open te spannen, is het een optie hiervoor een hulpinstrument te gebruiken, zoals een nagelheffer (zie afbeelding 2.48 en 2.49). Het is dan wel noodzakelijk dat u, naast het openspannen van de nagelwal, ook het instrument goed fixeert.

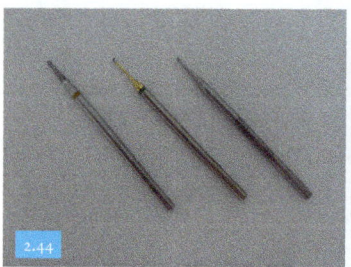 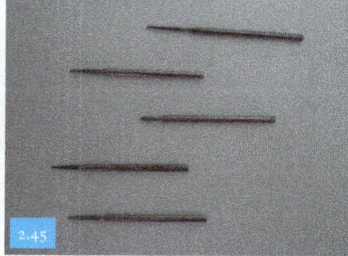 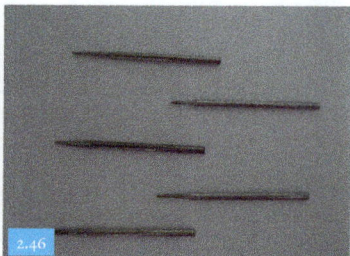

*Afbeelding 2.44, 2.45 en 2.46*

Tijdens het slijpen met een fissuurfrees (zie afbeelding 2.50 en 2.51) mag er nooit *in* de nagel geslepen worden, dat moet altijd onderin de nagelwal gebeuren tussen de zij/onderkant van de nagel en de huidplooi in.

Bij eelt of een likdoorntje in de nagelplooi is het ook heel goed mogelijk om met de punt van een stompe fissuur te frezen.

Soms kan het nodig zijn om met een bolkopfreesje een ernstig vereelte nagelriem gedeeltelijk weg te frezen.

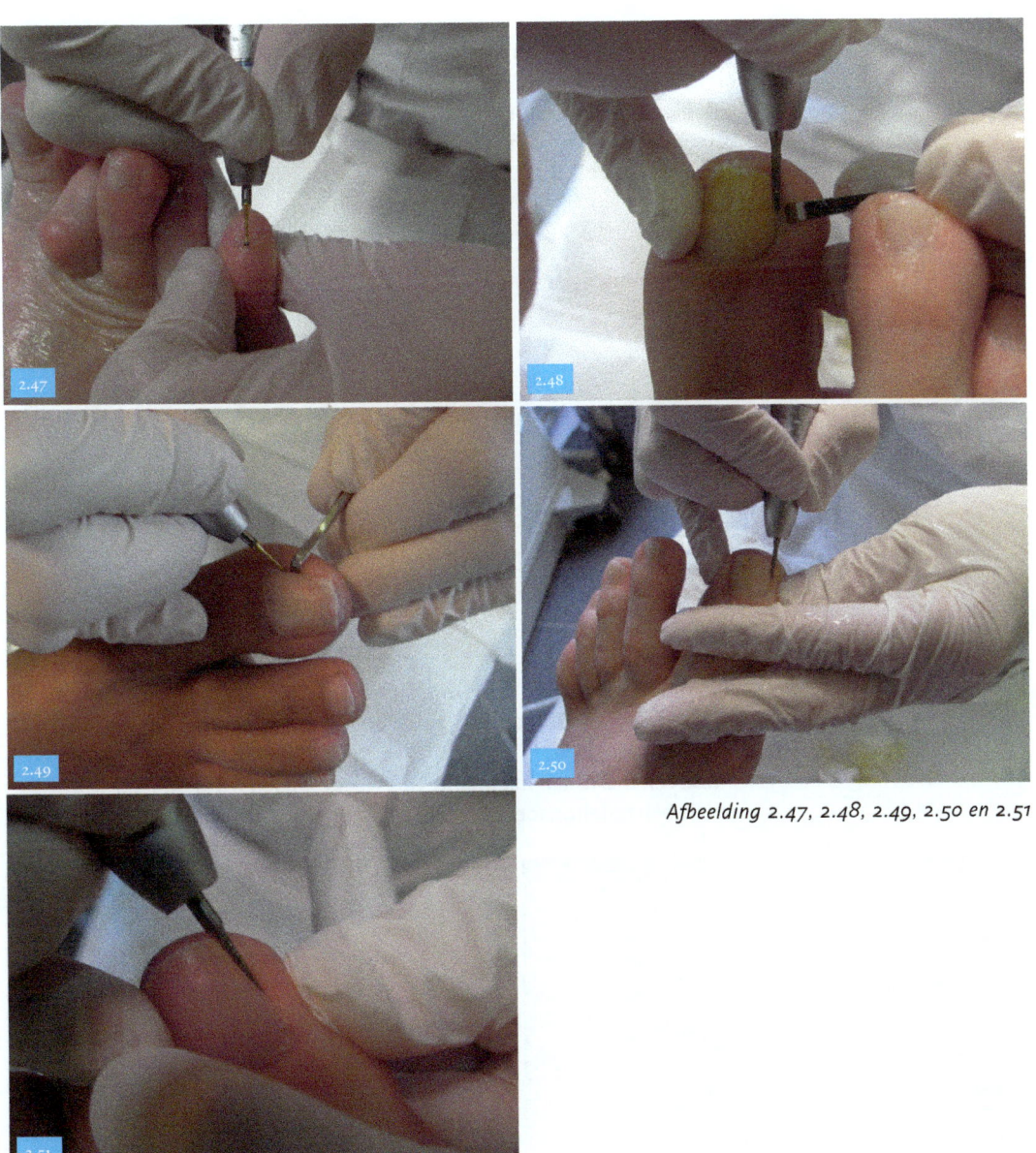

*Afbeelding 2.47, 2.48, 2.49, 2.50 en 2.51*

### Onyclean (robbelaar)

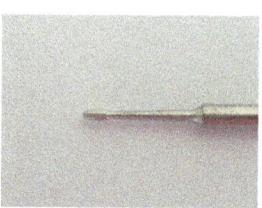

Afbeelding 2.52

Een 'excavator' die mechanisch gebruikt kan worden is de zogenaamde onyclean (zie afbeelding 2.52). Een frees met een zeskantig uiteinde zonder snijkanten. De frees staat ook bekend als 'robbelaar'. Met deze frees kunt u zowel de nagelriemen als de nagelplooien schoon frezen.

### Het mesje

Een mesje is misschien niet het meest voor de hand liggende instrument bij het behandelen van de nagel, maar kan wel noodzakelijk zijn bij de nagelomgeving. Eelt in de nagelwal of de nagelplooi, een eeltige nagelriem of eelt onder de nagel zijn enkele voorbeelden hiervan (zie afbeelding 2.53 en 2.54).

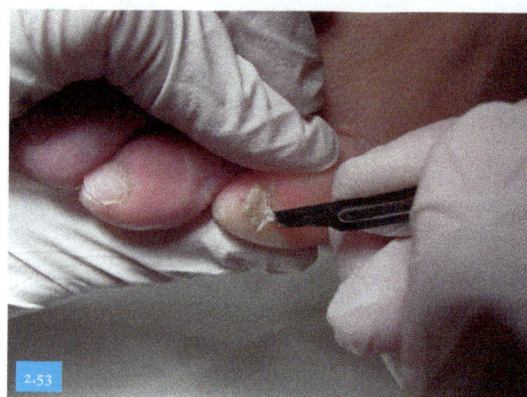
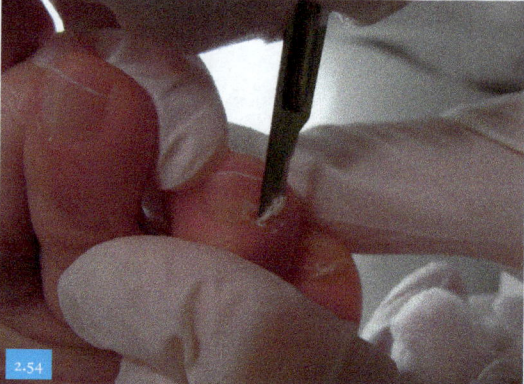

Afbeelding 2.53 en 2.54

U kunt werken met de standaard steriele mesjes, zoals mesje nummer 11 en 15, maar ook het Klingemesje (spits model, zie afbeelding 2.55 en 2.56) is prima te gebruiken.

Met een mesje kan het meeste eelt weggesneden worden, waarna de rest van de behandeling meestal gebeurt door middel van frezen.

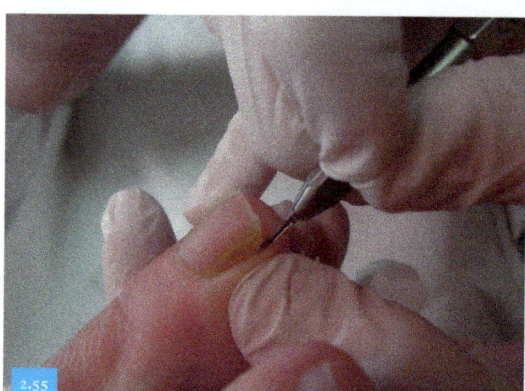
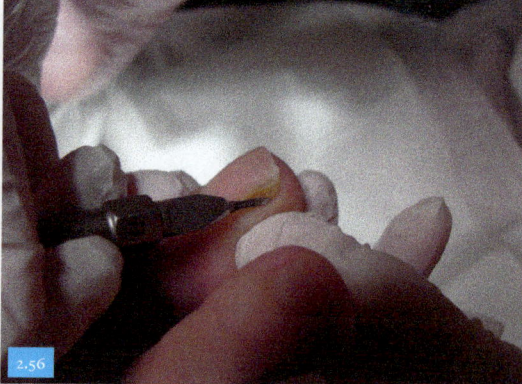

Afbeelding 2.55 en 2.56

# 3 Blauwdrukken

Het maken van blauwdrukken wordt door de goed opgeleide pedicure gelukkig steeds meer gedaan. Het is een belangrijke methode bij het voetonderzoek. Door het globaal bekijken van stands- en afwikkelafwijkingen aan de voeten wordt vaak duidelijk waarom er een bepaald nagelprobleem ontstaat. De belangrijkste zullen in dit hoofdstuk behandeld worden.

Achtereenvolgens kunnen de volgende eenvoudige waarnemingen waardevol zijn om te proberen de oorzaak te achterhalen van het nagelprobleem.

## 1. Klauw- of ruitertenen

Worden de tenen afgedrukt? Zo nee, dan zijn het vaak klauwtenen (afbeelding 3.1 - hallux = klauwteen en afbeelding 3.2 - dig II t/ V zijn klauwtenen) of ruitertenen (zie afbeelding 3.3) die een hoge teenruimte nodig hebben in de schoen.

Door klauwtenen ontstaan vaak verdikte nagels en ingroeiende nagels door overdadige druk van de schoen op de nagel. Een oplossing kan gezocht worden in voldoende hoge teenruimte en eventueel aanpassingen, zoals therapeutische of steunzolen en orthesen. Soms is op de statische blauwdruk geen teenafdruk te zien, maar wordt deze op de dynamische blauwdruk wel zichtbaar. De klauwteen raakt dan bij het lopen wel de grond.

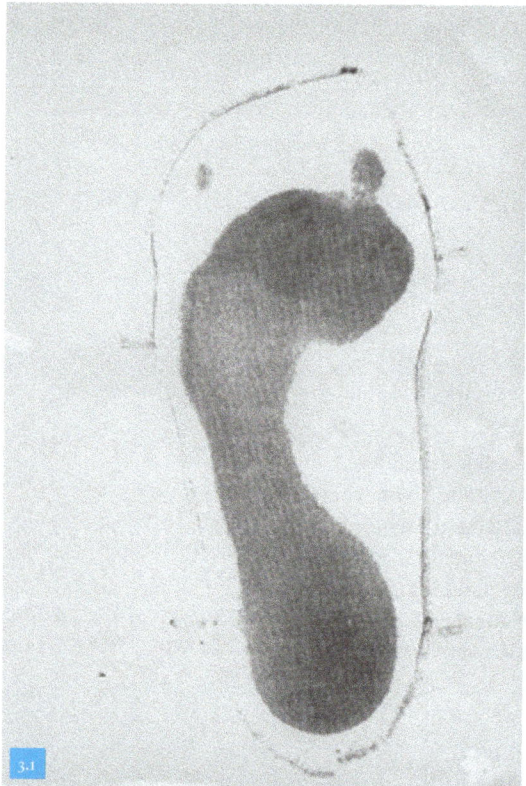
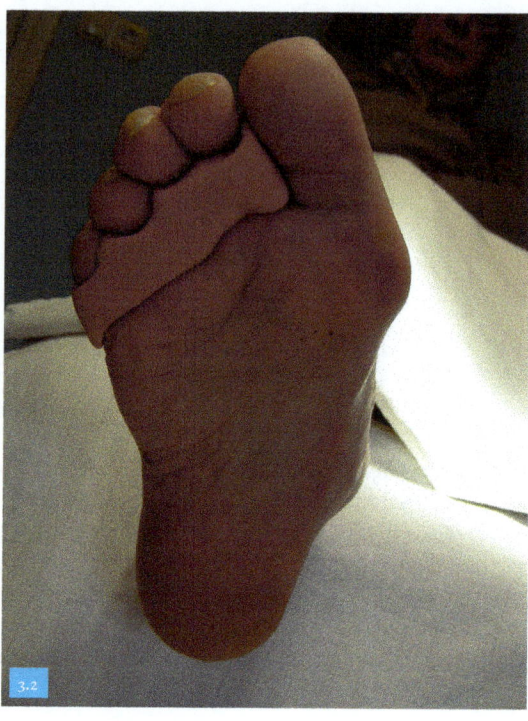
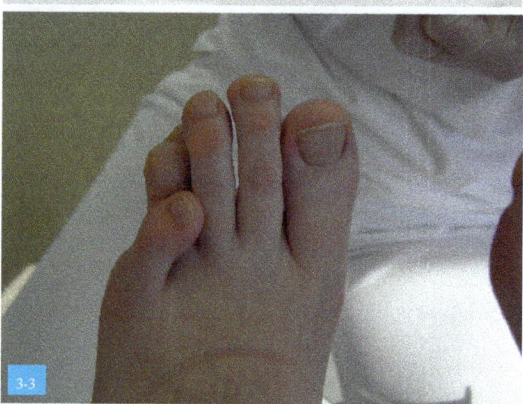

*Afbeelding 3.1, 3.2 en 3.3*

## 2 Hamertenen

Worden de teentoppen overdadig afgedrukt (zie afbeelding 3.4 t/m 3.6)? Zo ja, dan zijn het vaak hamertenen (zie afbeelding 3.7) waarvan de teentop verticaal de grond raakt. Hierdoor ontstaan vaak ingroeiende nagels, verdikte nagels en eelt en likdoorns onder de nagel. Een voet met hamertenen heeft vaak ook een verschoven vetpolster en zal door middel van een therapeutische of steunzool, al dan niet in combinatie met orthesen vaak minder klachten geven. Door het dragen van deze hulpmiddelen kunnen niet-rigide tenen zich wat beter strekken.

# 3 Blauwdrukken

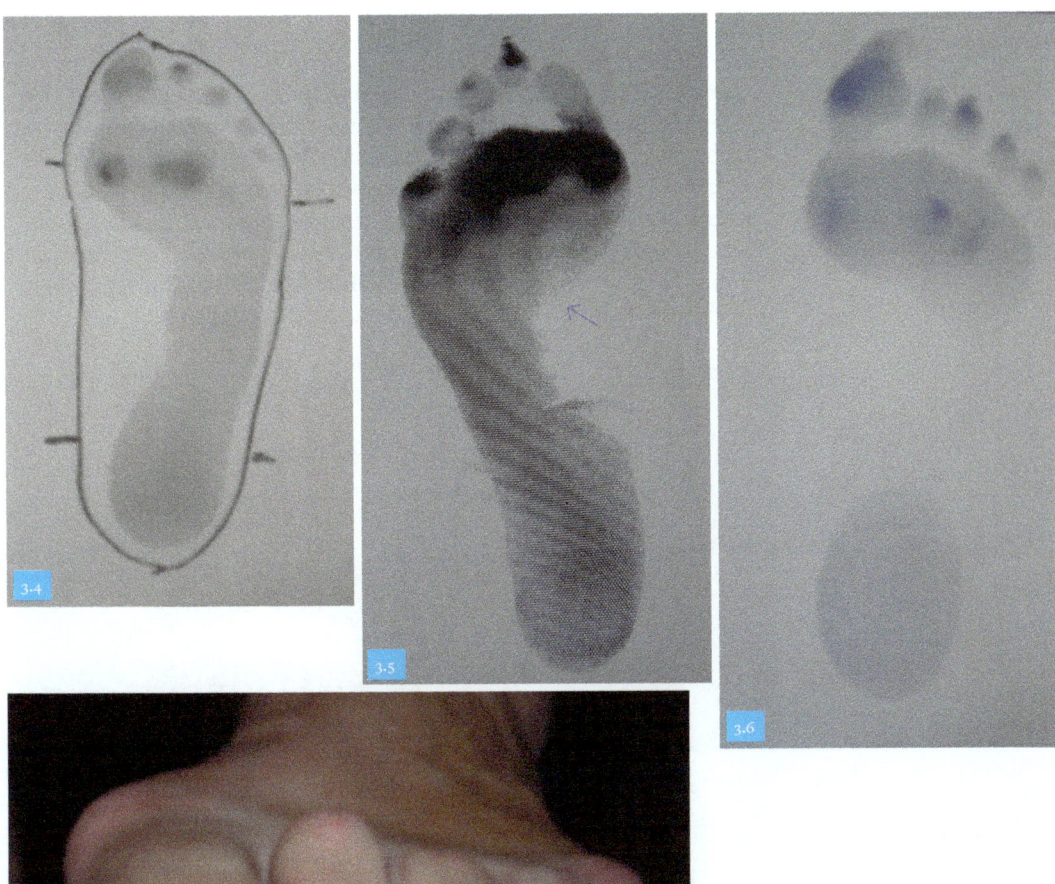

Afbeelding 3.4, 3.5, 3.6 en 3.7

## 3 Verschoven vetpolster

Is er een duidelijke scheidingslijn tussen voorvoet en tenen? Zo nee, dan is er sprake van verschoven vetpolster (zie afbeelding 3.8). In vakjargon wordt dit vetpolster onder de kopjes van de middenvoetsbeentjes ook wel 'capiton' genoemd. Hierdoor kunnen hamer- en klauwtenen (zie afbeelding 3.9) ontstaan. Er wordt in dit opzicht vaak gesproken over 'doorgezakte voorvoeten'. Bedoeld wordt dan een pes transversus (spreidvoet). Dit hoeft echter niet altijd het geval te zijn. Het vetpolster kan ook verschuiven zonder dat de voorvoet zich overdadig spreidt (zie afbeelding 3.10 en 3.11).

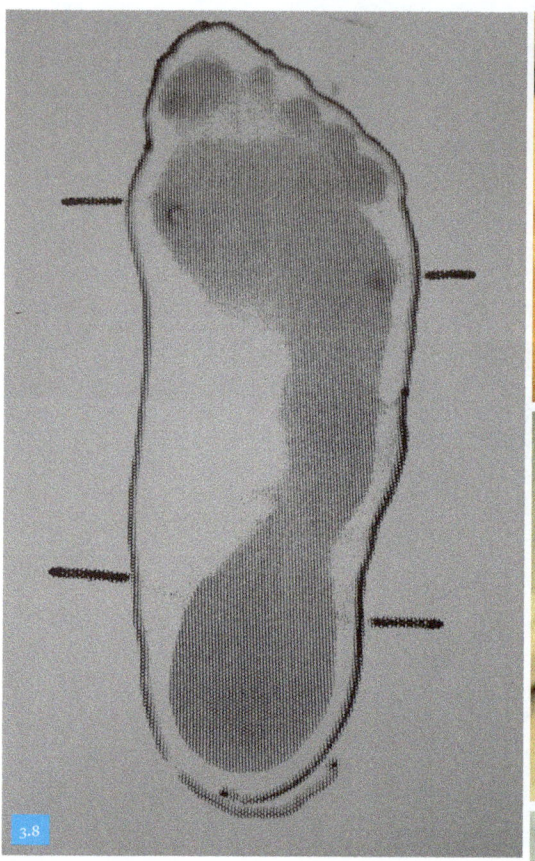
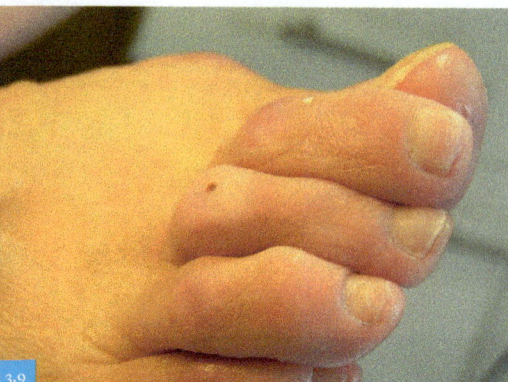
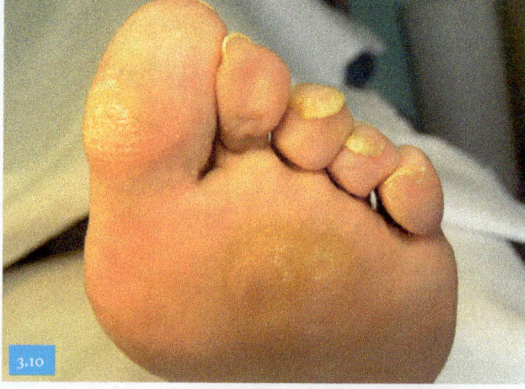
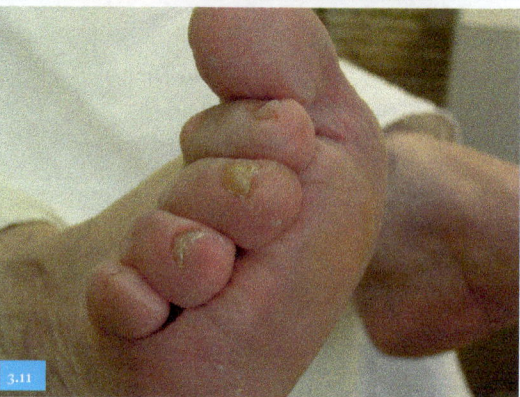

*Afbeelding 3.8, 3.9, 3.10 en 3.11*

# 3 Blauwdrukken

## 4 Valgusvoet

Is er sprake van een standafwijking van de voet (zie afbeelding 3.12)? Zo ja, door bijvoorbeeld een valgusvoet (knikvoet) of ook wel door een pes planus (platvoet) (zie afbeelding 3.13) komt de hallux respectievelijk vaak gedraaid of omhoog te staan, met als gevolg veel druk op de zijkant of op de bovenkant van de nagel. Gevolg: ingroeiende nagel, eelt of een likdoorn onder de nagel.

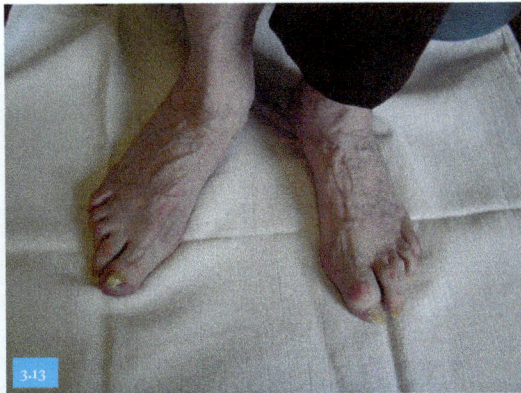
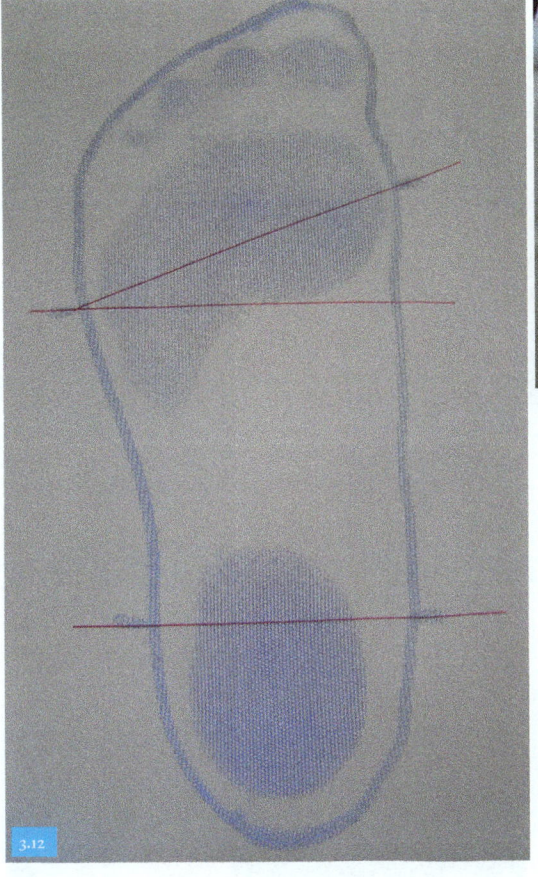

*Afbeelding 3.12 en 3.13*

## 5 Hallux valgus

Is er sprake van een hallux valgus (zie afbeelding 3.14 en 3.15)? Zo ja, dan is over het algemeen ook sprake van een spreidvoet (zie afbeelding 3.16). Hierdoor kunnen de kopjes van met name metatarsale-phalangeale (MTP) I en V nadrukkelijk respectievelijk naar mediaal en naar lateraal uitpuilen (zie afbeelding 3.17 - uitpuiling van MTP-V). De hallux zal abduceren en vaak ook roteren. Hierdoor komt er een verhoogde druk op de zijkanten van de nagel. De mediale nagelwal heeft te maken met een verhoogde druk van de binnenzool en de laterale zijde krijgt vaak een verhoogde druk van digitus II of van het bovenleer van de schoen.

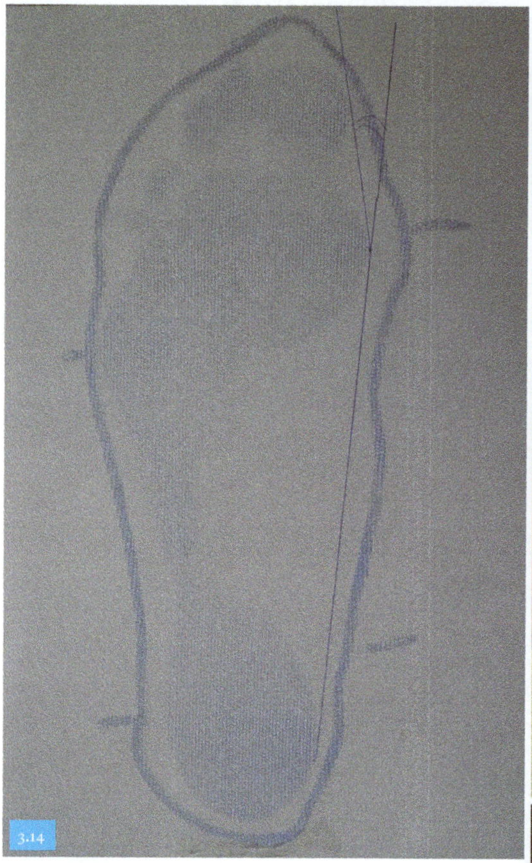

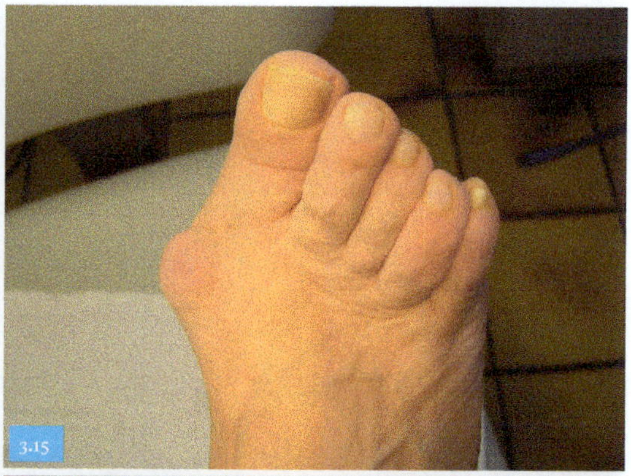

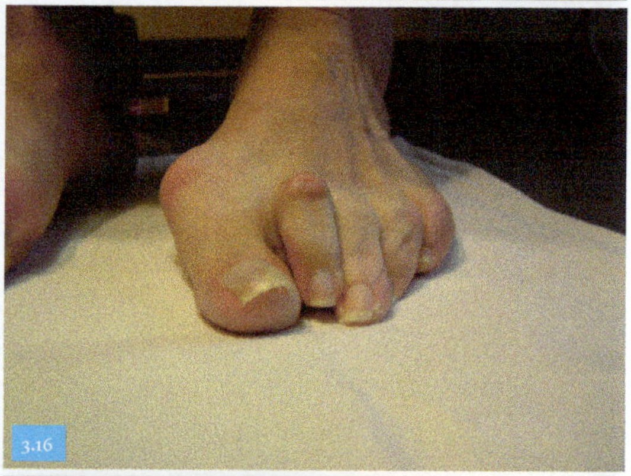

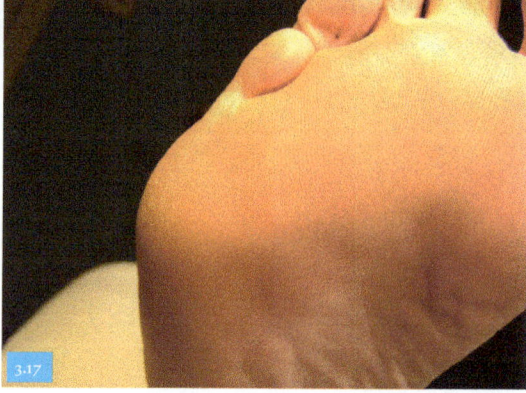

*Afbeelding 3.14, 3.15, 3.16 en 3.17*

## 6 Rigiditeit grote teengewricht

Is er sprake van rigiditeit (verstijving) in het grote teengewricht (zie afbeelding 3.18 en 3.19)? Zo ja, dan zal de afwikkeling niet of onvoldoende over de hallux plaats kunnen vinden. De hallux heeft bewegingsbeperking en krijgt te maken met verhoogde wrijving langs het bovenleer van de schoen. De top van de hallux komt van de grond af en wijst naar boven. Hierdoor komt er overmatige druk op de bovenkant/top van de teen en nagel. Gevolg: eelt, likdoorns onder de nagel en ingroeiende nagels.

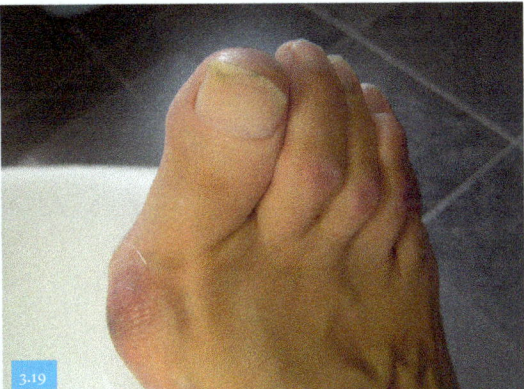

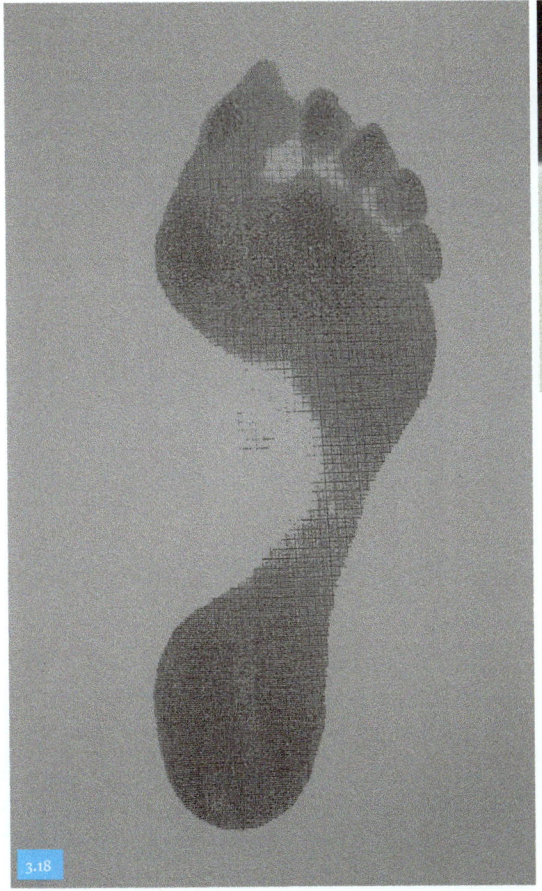

*Afbeelding 3.18 en 3.19*

Bij bovengenoemde problemen is het bijzonder belangrijk om samen met de cliënt naar de schoenen te kijken en te beoordelen of deze voldoen aan de gestelde eisen. Doorverwijzing naar de huisarts is nodig teneinde een verwijskaart te vragen voor een orthopedisch schoen/zolenmaker, een podotherapeut of een podoloog.

# 4 Hypertrofische nagels

Hypertrofie betekent letterlijk: te veel voeding. Een hypertrofische nagel is een te dikke nagel, zonder dat er sprake is van een infectie (zie afbeelding 4.1). We spreken ook wel van een hoornnagel, omdat er meer hoorncellen worden aangemaakt dan afgestoten. Het gevolg is een verdikking van de nagel. Een hypertrofische nagel is niet besmettelijk.

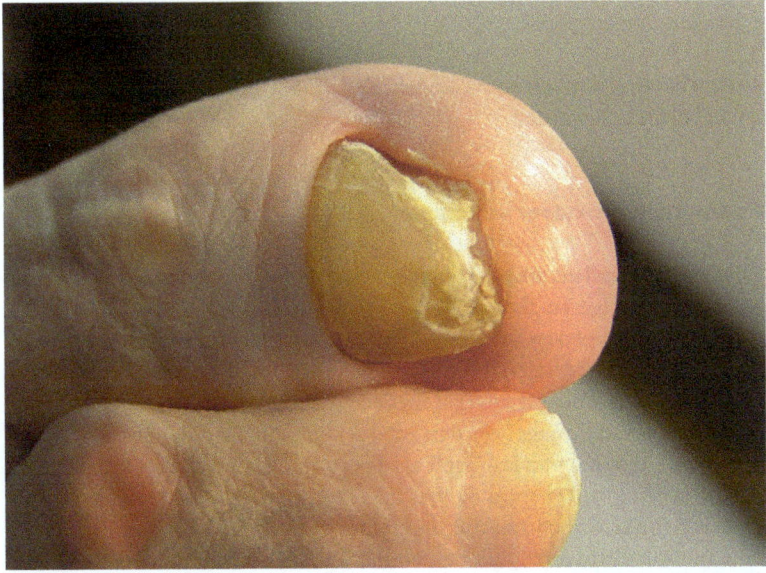

Afbeelding 4.1

De oorzaak moet gezocht worden in overmatige druk, bijvoorbeeld doordat de top van de teen en de nagel de grond raken zoals bij een hamerteen. De hypertrofische nagel moet niet verward worden met een schimmelnagel, die wel besmettelijk is. Het is vaak erg moeilijk vast te stellen om welk type nagel het gaat. U kunt zekerheid hierover krijgen door een stukje nagel voor onderzoek op te sturen naar het laboratorium.

In de volksmond worden de hoornnagel en de schimmelnagel aangeduid als 'kalknagel'.

Een hypertrofische nagel moet altijd dun(ner) gefreesd worden, omdat deze anders te veel druk in de schoen kan veroorzaken. Het is niet altijd mogelijk om er een gezond ogende dunne nagel van te maken, omdat in de dikke nagel vaak ingroei van het nagelbed plaatsvindt. Deze ingroei van het nagelbed bevat veel zenuwuiteinden en bloedvaten, waardoor er tijdens het frezen pijn of een wondje kunnen ontstaan. Door zorgvuldig te frezen met een niet te grove frees kan de nagel tot een zo goed mogelijke dikte gebracht worden.

In dit hoofdstuk wordt de hypertrofische nagel behandeld zonder dat er sprake is van enige infectie. Een hypertrofische nagel heeft meestal een dofwitte of gelige kleur. De oorzaak kan gevonden worden in onder andere:
- de leeftijd door een slechter wordende doorbloeding, ofwel voeding van de nagel;
- een bewegingsbeperking van de tenen, waardoor de betreffende nagel steeds langs het leer van de schoen schuurt (wrijving/mechanische stress);
- door een trauma van de nagel;
- door constante druk op de nagel, bijvoorbeeld bij het dragen van te kleine schoenen;
- sporten waarbij de nagel continu een klap krijgt;
- aangeboren oorzaak.

Aan de hand van enkele voorbeelden uit de praktijk zal de hypertrofische nagel behandeld worden.

### Overmatige druk door de schoen

Bij deze cliënt (afbeelding 4.2) gaat het om digitus II van de rechtervoet, die bovenop de hallux en digitus III ligt. Hierdoor krijgt de nagel overmatige druk door de schoen en verdikt de nagel zich. De nagel wordt dun gefreesd met een kleine hardstalen frees. Het is opletten om de nagelwallen niet te raken. De nagel wordt afgewerkt met een diamanten peerfrees. Met name de zijkanten van de nagel worden goed schoongemaakt met de excavator, omdat de cliënt hiervan last heeft als de nagel te dik wordt. Na het frezen laten aan de zijkanten soms reepjes nagel los. Het verwijderen hiervan geeft een flinke verlichting voor de cliënt (afbeelding 4.3). De oorzaak van de stand van deze teen ligt in het feit dat de cliënt een spreidvoet heeft met een hallux valgus. Hij draagt in het dagelijks leven werkschoenen met stalen zolen en neuzen. Hierin draagt hij steunzolen. Het belangrijkste advies bij deze man is voldoende teenruimte, niet alleen in de breedte maar ook in de hoogte. Hij heeft een siliconen orthese gehad, maar kon er niet mee lopen. Het dun frezen van de nagel is ongeveer eens per drie à vier maanden nodig.

# 4 Hypertrofische nagels

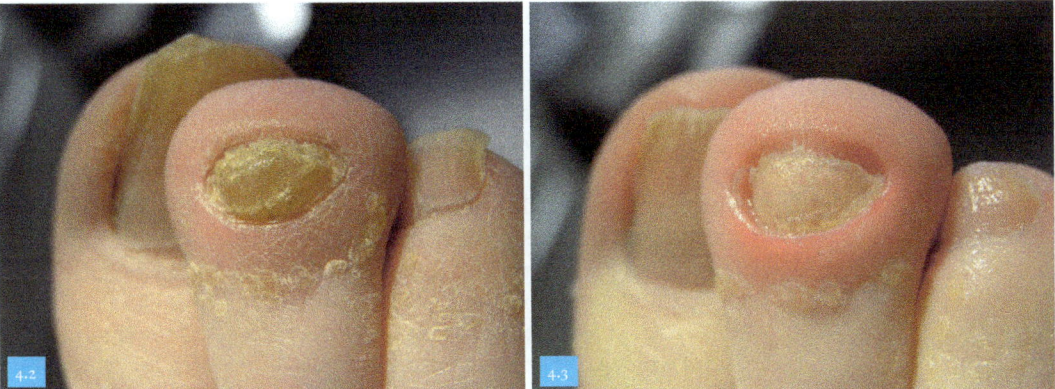

*Afbeelding 4.2 en 4.3*

## Lopen op de zijkant van de teen

De nagel van deze vijfde teen is aan de laterale kant verdikt (afbeelding 4.4), omdat de teen exoroteert en de cliënt derhalve op de zijkant van de teen loopt. Hierdoor krijgt de nagel van de kleine teen overmatige druk en verdikt deze. In sommige gevallen ontstaat hierdoor een likdoorn op de plaats waar voorheen de laterale kant van de nagel zat, maar in dit geval ontstaat er een hypertrofische nagel. Dit wordt eveneens vaak gezien bij spreidvoeten. Hierdoor komen de kopjes van de middenvoetsbeentjes gespreid te liggen; de voorvoet wordt hierdoor breder. Door het dragen van schoenen worden de tenen tegen elkaar gedrukt. Vooral de kleine teen zal hierbij vaak het onderspit delven en onder digitus IV gaan liggen. Hierdoor wordt er als het ware op de zijkant van de nagel gelopen. De nagel splijt dan (gedeeltelijk) en kan zelfs helemaal overgaan in hypertrofisch nagelbed.

Bij deze nagel wordt deze dun en glad gefreesd met een fijne, diagonaal geslepen hardstalen frees (zie afbeelding 4.5).

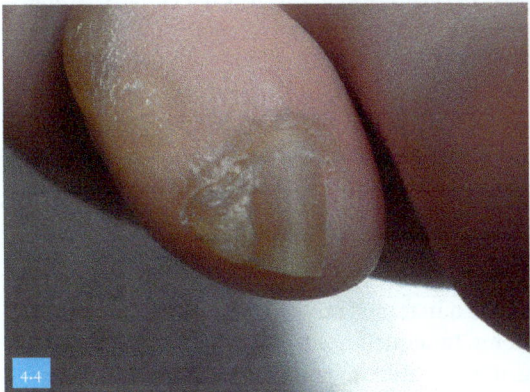 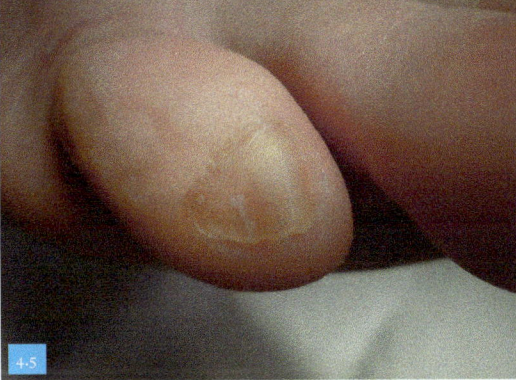

*Afbeelding 4.4 en 4.5*

### Te kleine schoenen of hoge hakken en spitse punten

Deze halluxnagel (afbeelding 4.6) is verdikt doordat de cliënt altijd te kleine schoenen of schoenen met hoge hakken en spitse punten draagt. Hoge hakken zorgen er onder andere voor dat de voet naar voren schiet in de schoen. Te kleine schoenen drukken de tenen samen. Hierdoor krijgt in dit geval de nagel van de hallux te veel druk. Het dun slijpen geeft meteen verlichting voor de cliënt, maar door de steeds aanhoudende druk groeit de nagel niet meer mooi recht uit. Aan de voorkant zien we een (te) smalle nagel (zie afbeelding 4.7) die tegen de voorkant van de schoen aan stoot, een zogenaamde stootnagel. Een stootnagel kan in veel gevallen prima gerepareerd worden. Dit heeft echter alleen zin als de betreffende cliënt daarna grotere of bredere schoenen gaat dragen. Zie hiervoor het hoofdstuk 12.

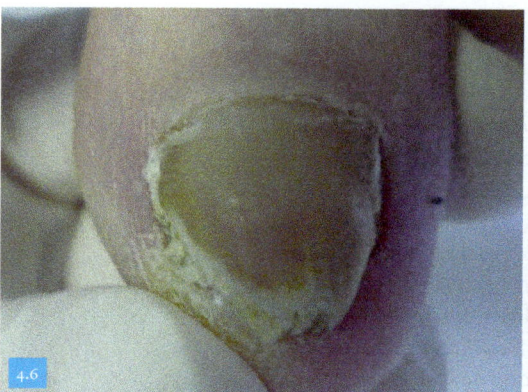 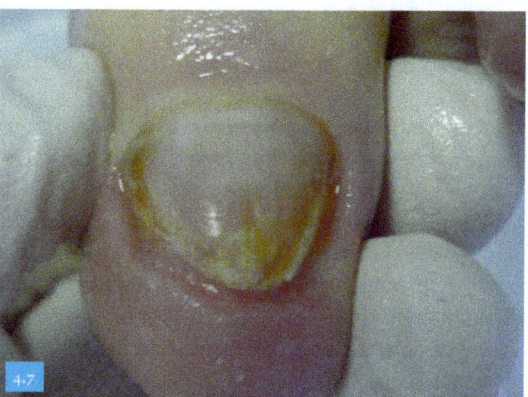

*Afbeelding 4.6 en 4.7*

### Zware steen op de teen

De eigenaar van de nagel op afbeelding 4.8 meldt zich omdat hij bezorgd is over het loslaten van de nagel. Hij denkt aan een ernstige aandoening en heeft daarom de huisarts bezocht. Deze verklaarde dat er niets pathologisch aan de hand is en stuurde de man naar de pedicure. Bij het zien van deze nagel is mijn eerste vraag of hij zich heeft gestoten of iets op de teen heeft gekregen. In eerste instantie ontkent hij dit, maar na enig nadenken vertelt hij mij dat hij ongeveer zes maanden geleden een zware steen op zijn teen gekregen heeft. De man vindt het bijzonder vreemd dat nu pas de nagel begint los te laten en hierdoor blauwzwart is. Ik leg hem uit dat een trauma onder de huid in de nagelmatrix in eerste instantie geen blauwe nagel hoeft op te leveren. Hij zegt dat inderdaad tijdens de eerste paar maanden de huid proximaal van de nagelriem bont en blauw was, maar aan de nagel was niets te zien. Dit ontstaat pas als de getraumatiseerde nagel onder de nagelriem uit komt. Inmiddels heeft er al groei plaatsgevonden, evenals een verhoorning, ofwel verdikking, van het nagelbed. Hierdoor wordt de oude nagel afgestoten. Bij het wegfrezen van de losse nagelresten komt er een gedeeltelijk nieuwe nagel te voorschijn die dun en wat week is (zie afbeelding 4.9). Deze nagel kan tijdens het groeien klachten gaan geven in de vorm van ingroeien. Vooral wanneer de nagel net over de helft is, ontstaat er kans op ingroeien en kan een stootnagel ontstaan. Het is dus zaak om de cliënt enkele malen terug te laten komen en de groei van de nagel goed in de gaten te houden. Bij ingroeien van de nagel kunnen dan de zijkanten goed losgemaakt worden en kan er eventueel tamponnage plaatsvinden met bijvoorbeeld copoline (zie ook hoofdstuk 7 en 12).

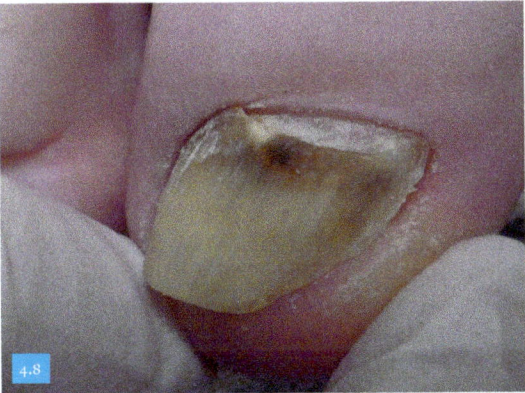
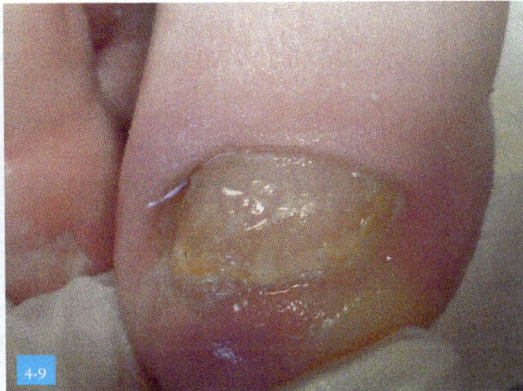

Afbeelding 4.8 en 4.9

## Tenen in de verdrukking

De eigenaar van deze tenen (afbeelding 4.10) is een mevrouw met maat 44 in de schoenen. Deze maat was vooral vroeger voor geen enkele vrouw te vinden in de schoenwinkels, waardoor ze altijd op maat 42 liep en soms

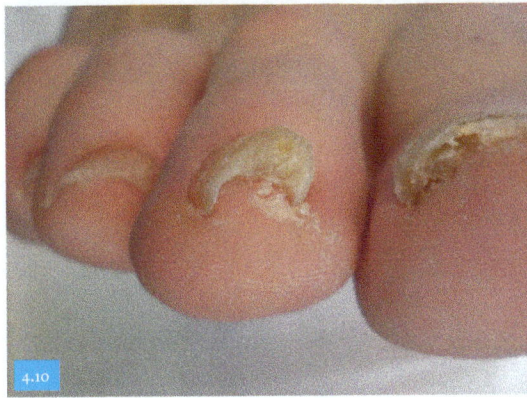
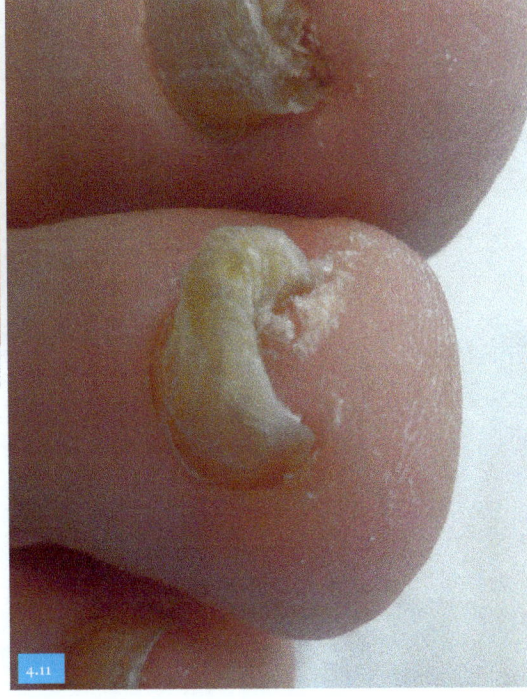

Afbeelding 4.10 en 4.11

zelfs op maat 41. Hierdoor is met name de nagel van digitus II (afbeelding 4.11), in dit geval de langste teen, flink in de verdrukking gekomen. Tegenwoordig zijn er gelukkig wel schoenen in grote maten verkrijgbaar voor vrouwen, maar ze moet er nog altijd lang naar zoeken.

De nagel van de tweede teen heeft zich niet alleen verdikt. Doordat mevrouw jarenlang in veel te kleine schoenen heeft gelopen, trok de teen helemaal krom en liep ze als het ware op de teentop. Het resultaat is in principe een ramshoornnagel, want de groei vanuit de matrix is volledig verstoord. De nagel is niet alleen te dik, maar groeit aan de voorkant ook de hoogte in.

Met een grove kleine stalen frees wordt de nagel aan de bovenkant voorzichtig van proximaal naar distaal dun gefreesd. Hierbij is het goed mogelijk dat er nagelstukjes wegspringen. Het is dus zaak de richtlijnen in de *Code van de voetverzorging* te respecteren en een beschermbril op te zetten tijdens het frezen. Als de nagel dun gefreesd is, kan deze met bijvoorbeeld een hoektangetje netjes bijgeknipt worden. Met een excavator worden de nagelplooien schoongemaakt. Als afwerking wordt de nagel met een fijne diamantfrees netjes glad afgewerkt en met alcohol gedesinfecteerd (afbeelding 4.12).

*Afbeelding 4.12*

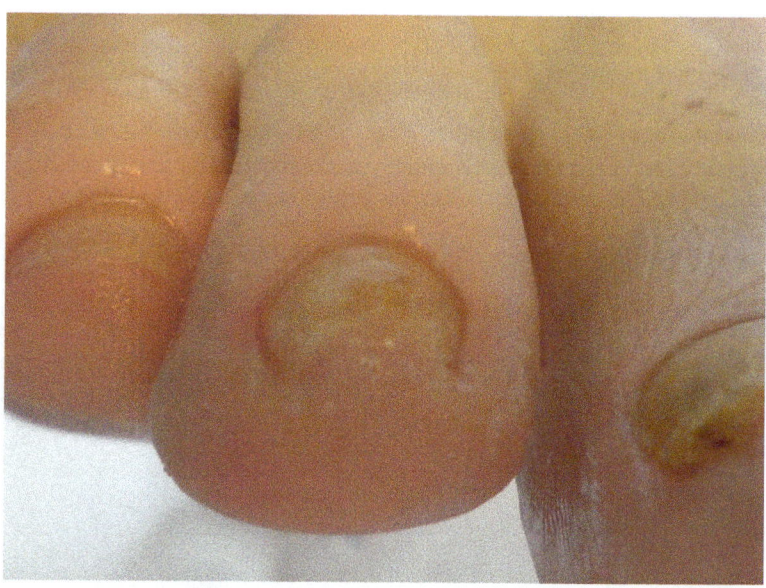

# 5 Mycose- of schimmelnagels

Een diagnose stellen is voorbehouden aan een arts. Zo staat het in het Nederlands wetboek. Als pedicure moeten we echter wel een duidelijk beeld hebben van de aandoening van de cliënt. In principe stel ik een diagnose op het moment dat ik tegen een cliënt zeg: "U heeft een likdoorn mevrouw". Dit noemen we een 'werkdiagnose': een constatering die gestoeld is op kennis en ervaring en die de basis is om ons werk te kunnen doen.

Voor de mycosenagel geldt vaak dat het lastig is om een duidelijk beeld te krijgen. Soms ziet het ervaren oog meteen dat het gaat om een mycose, ofwel een infectie door schimmels in de nagelplaat, maar niet altijd is dit even helder. Een nagel kan er uitzien als een mycosenagel, maar toch een hypertrofische nagel ('kalknagel') zijn, of een psoriasisnagel (deze wordt besproken en getoond in hoofdstuk 6).

De mycosenagel ziet er niet gezond uit. Er is geen precieze beschrijving, want het beeld is zeer divers:
- de nagel kan dik en witgeel zijn;
- in de nagelplaat kunnen gele of bruine strepen ontstaan;
- de nagel kan erg dik en brokkelig zijn;
- de nagel kan loslaten;
- er kan een heel oppervlakkige witte verkleuring te zien zijn.

Dit diverse beeld wordt onder andere veroorzaakt doordat veel verschillende schimmels de infectie teweegbrengen.

Een mycosenagel ontstaat door een schimmelinfectie. Schimmels leven bij elk mens op de huid en op de nagels. De meeste schimmels doen geen kwaad, maar sommige soorten zullen bij een verminderde weerstand een infectie veroorzaken. Ook is bekend dat sommige mensen er gevoeliger voor zijn dan anderen. Schimmelinfecties van de huid kunnen op de nagel overgaan en andersom. Er zijn wel uitlokkende factoren die een schimmelinfectie bevorderen, zoals een vochtige, warme en/of beschadigde huid of nagel; veel wassen met (basische) zeep, het dragen van knellend schoeisel, trauma's aan huid of nagels door bijvoorbeeld sporten en natuurlijk de gezamenlijke badruimtes in sporthallen, sauna's en zwembaden.

Uiteraard kan een nagel ook aangetast worden door andere micro-organismen, zoals bacteriën. In dat geval kan de nagel groen verkleuren. Deze infectie kan alleen via de huisarts door middel van antibiotica behandeld worden.

Iemand krijgt nooit tegelijkertijd tien schimmelnagels. Vaak loopt iemand al jaren met maar één of twee schimmelnagels voordat eventueel overige nagels worden aangetast. Soms gebeurt dit zelfs helemaal niet en loopt iemand een leven lang met maar één of enkele schimmelnagels.

Wat kunnen we als pedicure doen om zekerheid te krijgen omtrent het bestaan van een geïnfecteerde nagel?
- We sturen de cliënt naar de arts voor een diagnose. De arts zal meestal de diagnose stellen door met het blote oog te kijken en eventueel medicatie voorschrijven. Deze medicatie kan bijwerkingen veroorzaken en niet elke cliënt wil medicijnen slikken. Er zijn ook artsen die deze medicatie liever niet voorschrijven, bijvoorbeeld omdat de cliënt al diverse andere medicijnen slikt, of omdat de arts de nagelaandoening niet ernstig genoeg vindt of de mogelijke bijwerkingen te ernstig vindt om deze dure medicijnen te gaan slikken. Een arts kan ook een nagelpreparaat opsturen naar het laboratorium om een eventuele schimmelinfectie te diagnosticeren, maar dit wordt zelden gedaan.
- De pedicure beheerst zelf de competentie om een stukje nagel op te sturen naar het laboratorium om te laten diagnosticeren.
- Op grond van onze ervaring constateren we dat er waarschijnlijk sprake is van een mycosenagel en behandelen deze als zodanig in overleg met de cliënt.
- We laten in het midden of we te maken hebben met een mycose en behandelen de nagel volgens de standaardprocedures die de pedicure beheerst.

In alle gevallen is het belangrijk om de behandeling af te stemmen met de betreffende cliënt en hierover zowel mondeling als schriftelijk informatie te verstrekken.

Volgens de richtlijnen mag de (medisch) pedicure schimmelnagels behandelen, ook bij risicocliënten. Bij twijfel wordt altijd eerst doorverwezen naar een arts, maar een erg belangrijke vraag aan de cliënt is of deze gemotiveerd is om medicijnen te gaan slikken. Is dit niet het geval, dan kunt u ervoor kiezen om de geïnfecteerde nagel(s) te behandelen in samenspraak met de cliënt en hoeft u niet naar een arts door te verwijzen.

Mycosenagels kunnen goed reageren op dun frezen, zorgvuldig verwijderen van alle geïnfecteerde resten en externe behandeling door de cliënt gedurende langere tijd. Er zijn ook voedingsadviezen en alternatieve behandelmethoden, maar deze passen niet in de strekking van dit boekje. Adviezen die u de cliënt schriftelijk kunt meegeven zijn bijvoorbeeld:

- Niet met zeep wassen maar met een zure wastablet.
- Goed ademende sokken en schoenen dragen en dagelijks wisselen.
- Dagelijks de nagels druppelen met een antimycosepreparaat.
- Eenmalig gel gebruiken bij infectie aan de huid. Dit heeft een langdurig effect op de huid, maar heeft zeker ook op de nagels een positieve uitwerking.
- Wekelijks de schoenen poederen of sprayen met een antimycosepreparaat.
- Nergens op blote voeten lopen waar anderen dat ook doen. Draag in gezamenlijke badgelegenheden (ook in hotels bijvoorbeeld!) altijd slippers en ga niet met blote voeten op de vloer staan.

Er zijn veel verschillende schimmels die een nagelinfectie kunnen veroorzaken. Door het opsturen van een nagelpreparaat wordt alleen duidelijk of het wel of niet gaat om een schimmel. Het type schimmel wordt hierbij niet aangetoond.

Medicatie en antimycosetincturen hebben een breed spectrum, dat wil zeggen dat ze werkzaam zijn tegen diverse schimmelsoorten. Er is echter geen enkel middel dat alle schimmels doodt of terugbrengt tot een lager niveau. Er zijn dan ook veel antimycosemiddelen met verschillende werkzame bestanddelen. De cliënt moet 'uitproberen' welk middel eventueel het gewenste effect heeft.

Aan de hand van enkele voorbeelden uit de praktijk zal de mycose- of schimmelnagel behandeld worden.

### Weinig behandelmogelijkheden

De nagel op de afbeeldingen (5.1 en 5.2) is duidelijk geïnfecteerd door een schimmel. Het is echter een nagel waar de pedicure weinig aan kan doen, behalve knippen, goed schoonmaken en door middel van frezen zo glad mogelijk maken (afbeelding 5.2). Als op deze nagel met een stalen frees te fors gefreesd wordt, zal de nagel kapot breken en blijft er niet veel van over. Er kan overwogen worden om een aangetaste nagel zover mogelijk weg te frezen, maar dit moet altijd in goed overleg met de cliënt gebeuren. De pedicure moet zich altijd afvragen wat de meerwaarde is van het ver wegfrezen van een aangetaste nagel. De schimmelnagel zal hierdoor waarschijnlijk niet sneller genezen. Het kan wel nodig zijn om aangetaste, losliggende stukken weg te knippen of te frezen, omdat anders de sokken blijven haken en dat kan vervelende wondjes tot gevolg hebben. Het volledig wegfrezen van de nagel van de grote teen kan een stootnagel tot gevolg hebben. Dat wil zeggen dat de teentop rond gaat staan omdat tegendruk ontbreekt. Hierdoor kan de nagel niet doorgroeien.

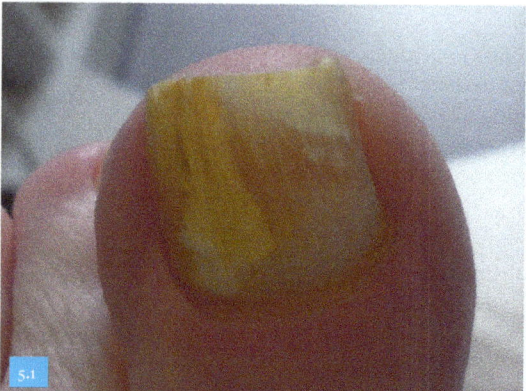 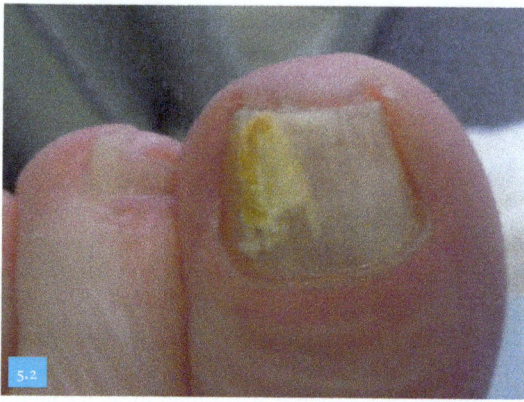

*Afbeelding 5.1 en 5.2*

**Zonder pijn lopen**

De eigenaar van deze nagels (afbeelding 5.3 en 5.4) kwam tien jaar geleden in de praktijk met diverse zeer dikke en brokkelige schimmelnagels. Hij heeft elke maand de nagels laten frezen en druppelt trouw elke dag de nagels. Hij wil geen medicatie slikken en zijn enige doel is zonder pijn kunnen lopen. Toen de nagels nog erg dik waren had hij veel last van drukpijn in de teentoppen. Dat is nu volledig verdwenen. Wat bij deze nagels vooral zichtbaar is, is de ophoping van veel nagelsubstantie onder de uiteinden van de nagels. De nagels zijn niet bijzonder dik. Ze worden aan de bovenzijde met een fijne diagonaal geslepen hardstalen frees behandeld. Onder de nagels wordt een weekmakende vloeistof gedruppeld en nadat dit enige minuten is ingewerkt wordt met de nagelheffer en excavator alle nagelsubstantie verwijderd (afbeelding 5.5). Hierbij is het noodzakelijk om de nagel bovenop iets tegen te houden, zodat de nagel niet gelift wordt. Door liften zou de nagel verder loslaten.

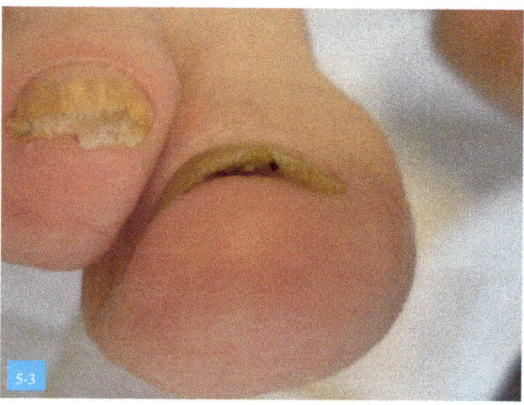 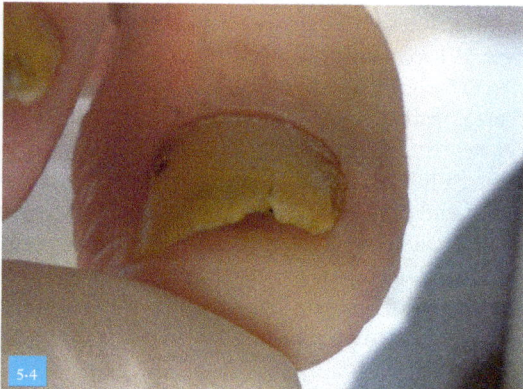

*Afbeelding 5.3 en 5.4*

Zou de pedicure deze nagel bovenop dun frezen, dan zou het voorste gedeelte afbreken. Door de nagel niet kapot te frezen wordt de tegendruk op de teentop gewaarborgd. Deze cliënt is hier ontzettend blij mee, omdat hij vroeger altijd last van de bovengenoemde drukpijn had.

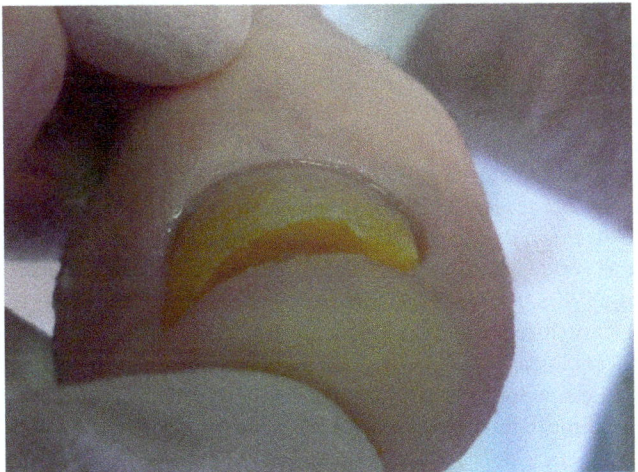

*Afbeelding 5.5*

### Alleen nog aan de vierde teen

Deze mevrouw heeft een verdikte nagel aan de vierde teen (afbeelding 5.6). Ze had enkele jaren geleden zeven mycosenagels en heeft hiervoor medicatie geslikt. De nagel van de vierde teen echter reageert niet op medicatie en ook niet op intensief druppelen. De teen kruipt onder de derde teen en daardoor krijgt de nagel veel druk en wordt week. Na verloop van tijd ontstaat door dit natte, warme milieu tussen de tenen een mycose in de nagelplaat en wordt door de genoemde druk tevens veel te dik. Hierdoor ontstaan na verloop van tijd pijnklachten. Nadat de nagel is dun gefreesd zijn de klachten weer voor ongeveer twee maanden weg (zie afbeelding 5.7).

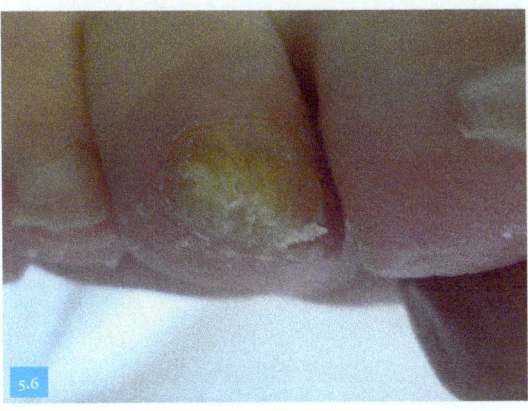 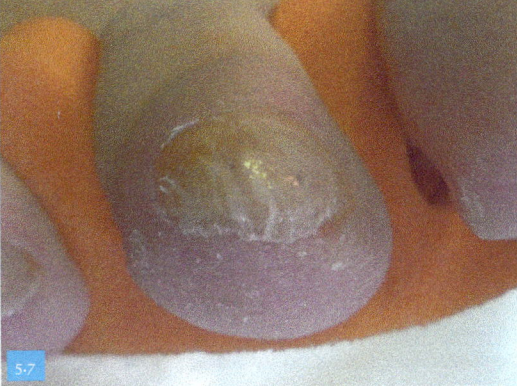

*Afbeelding 5.6 en 5.7*

**Een marathon gelopen**

Een nagel die ooit een trauma heeft doorgemaakt is door de beschadiging vatbaarder voor een infectie. Er is een porte d'entrée (toegang) ontstaan, waardoor bacteriën en schimmels gemakkelijk toegang hebben. Nageltrauma's kunnen diverse oorzaken hebben en in dit geval (afbeelding 5.8 en 5.10) hebben de tenen het flink te verduren gehad tijdens het lopen van een marathon. De nagels van zowel digitus III als van digitus V zijn hierdoor blauw geworden en er waren wondjes te zien. De cliënte maakt een afspraak op het moment dat de nagels af gaan stoten en ze er zelf geen raad meer mee weet. In beide nagels zijn duidelijk sporen van het trauma en sporen van mycose te zien: een doffe witgele verkleuring net onder de nagelriem, de dikte van de nagel en het feit dat deze kapot en brokkelig is. De blauwbruine verkleuring kan duiden op een mycose, maar dit kan ook een blauwe nagel zijn door het teveel aan druk op deze nagel. De nagels worden voorzichtig met een kleine hardstalen frees met rechte tandjes dun gefreesd. Vervolgens worden alle losse restjes met een kleine hoektang verwijderd. Een kleine spitse hoektang is hier erg handig voor. De nagels worden met een fijne diamant glad geslepen (afbeelding 5.9 en 5.11).

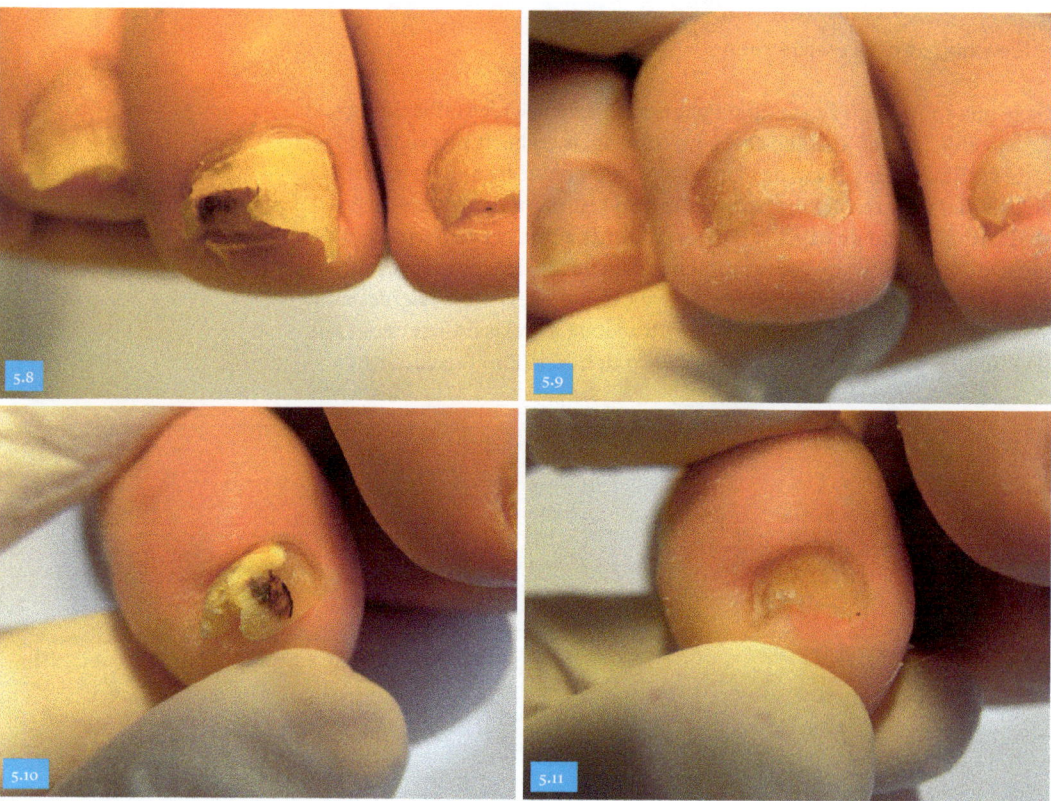

*Afbeelding 5.8, 5.9, 5.10 en 5.11*

Aangezien de voeten van deze cliënt er verder hier en daar wat schilferig uitzagen heb ik geadviseerd om de eenmalige antimycosegel op de gehele voethuid en nagels aan te brengen en vervolgens de nagels van digitus III en digitus V nog enkele maanden dagelijks te druppelen. Na een halfjaar zag ik mevrouw in een winkel en verklaarde ze dankbaar dat ze weer tien normale teennagels had. Het trauma had dus niet tot een blijvende infectie geleid en dit is natuurlijk mede te danken aan het trouwe druppelen door mevrouw.

**Geen zin om te druppelen**

Enkele jaren geleden kwam een mevrouw in de praktijk met enorm dikke omhoog staande nagels. Ik was vooral verbaasd over het feit dat iemand kan lopen met dergelijke nagels. Helaas maakte ik er slechts één afbeelding van (5.12).

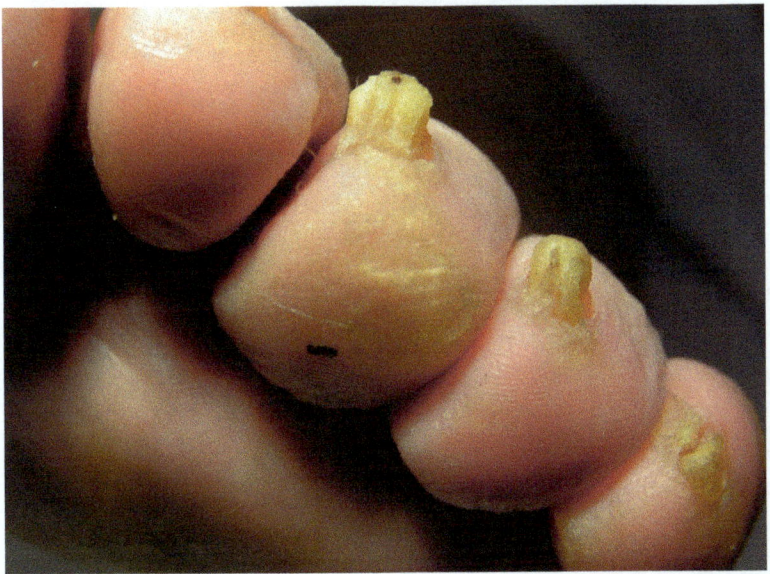

*Afbeelding 5.12*

Door de veel te dikke nagels zijn er ook forse uitbochtingen in het bovenleer van de schoenen ontstaan. Gezien het uiterlijk van de nagel (dik en brokkelig) ben ik ervan uitgegaan dat het hier om een mycose gaat. Tijdens het frezen komt er een kwalijke reuk vrij die door de ervaren pedicure meteen als 'schimmel' herkend wordt. De huid vertoont ook diverse rode plekken met witte velletjes. Mevrouw wil liever geen schimmelnageldiagnostiek laten doen. In overleg met mevrouw heb ik vanaf toen elke vijf weken de nagels zo dun mogelijk gefreesd. Mevrouw heeft diverse maanden gedruppeld met een antimycosetinctuur, maar daar had ze na verloop van tijd geen zin meer in. Wel komt ze trouw in de praktijk om de nagels te laten slijpen. Op afbeelding 5.13 t/m 5.15 zijn de nagels van de linkervoet te zien.

Dit is het beeld nadat de nagels al gedurende een jaar behandeld zijn, steeds met een tussenperiode van vijf weken. De nagels worden lang zo dik niet meer als in het begin. De nagels worden bewerkt met hardstalen rechtgetande frezen en nabewerkt met diagonaal geslepen diamantfreesjes. Er hoeft niet geknipt te worden en schoonmaken is ook niet nodig, omdat er geen vrije nagelranden zijn. Op afbeelding 5.16 en 5.17 is te zien wat het eindresultaat is.

Ik druppel alle nagels altijd nog eens extra na met een antimycosetinctuur of -gel in plaats van de gebruikelijke alcohol. Ik hoop haar hierdoor toch te stimuleren zelf ook weer te gaan druppelen.

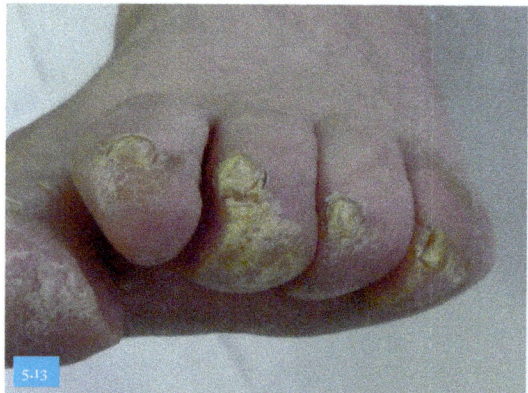
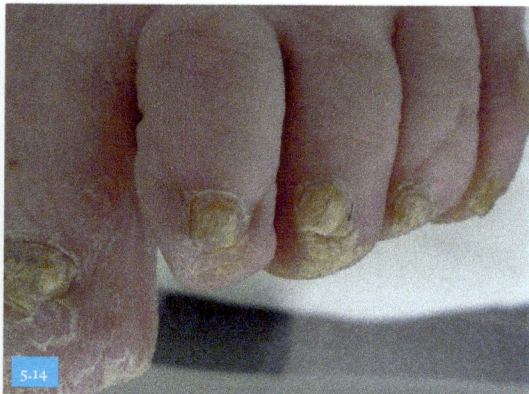

*Afbeelding 5.13, 5.14 en 5.15*

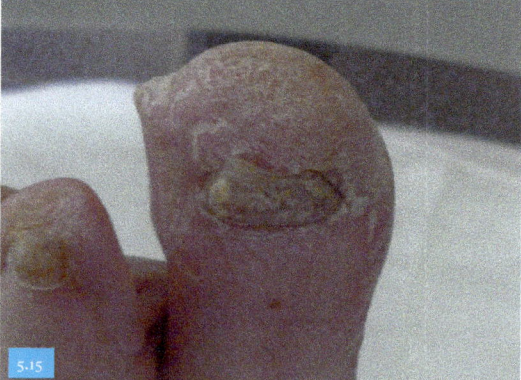

## 5 Mycose- of schimmelnagels

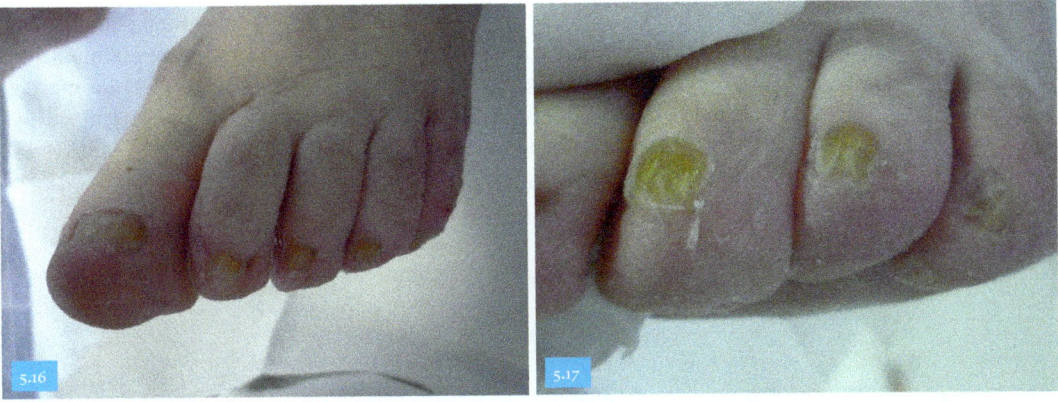

*Afbeelding 5.16 en 5.17*

### Verschillende infecties in verschillende tenen

Bij deze mevrouw haar nagels (afbeelding 5.18 en 5.19) zien we twee verschillende schimmelinfecties in twee verschillende tenen. De infectie in de halluxnagel resulteert in onycholysis (loslaten van de nagelplaat).

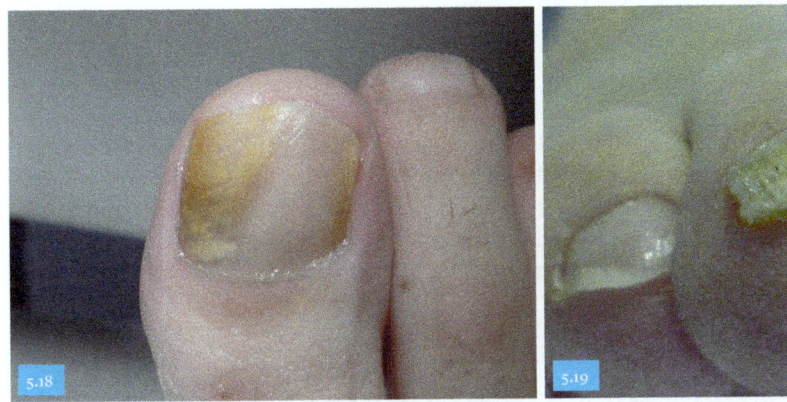
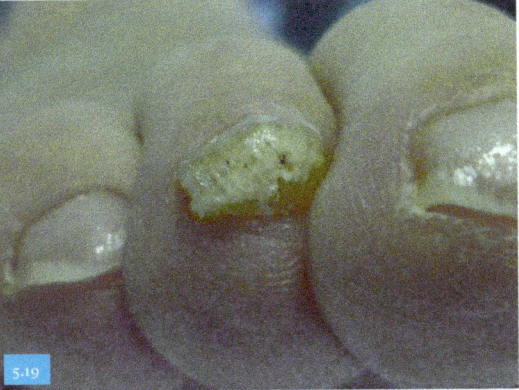

*Afbeelding 5.18 en 5.19*

De infectie in digitus III daarentegen laat een forse verdikking zien waarin het nagelbed omhoog komt en doorgroeit in de nagel (zie afbeelding 5.19).

Hier is duidelijk te zien dat verschillende schimmelinfecties ook verschillende gevolgen hebben.

Eerst de behandeling van de halluxnagel: deze nagel is niet verdikt, maar laat gedeeltelijk los. Het is erg belangrijk om niet te ver onder de nagel te komen met de excavator, maar geïnfecteerde nagelsubstantie laten zitten is ook geen optie. De nagel moet bijzonder goed schoongemaakt worden. Dit kan door middel van een zeer dunne, lange excavator waarmee uitsluitend geschraapt wordt van proximaal naar distaal zonder de nagel op te tillen of te wrikken.

De behandeling van de nagel van digitus III: door het omhoogkomen van het nagelbed is het vaak niet mogelijk om de nagel goed dun te slijpen, omdat het erdoorheen gegroeide nagelbed snel gaat bloeden. Het lijkt hierbij alsof de nagel erg dik is, maar in feite is het omhooggekomen nagelbed samengegroeid met de beschadigde, dystrofische nagelplaat. Ik slijp deze nagel zo dun mogelijk, maar meestal komt daarbij net een druppeltje bloed vrij (zie afbeelding 5.20 en 5.21).

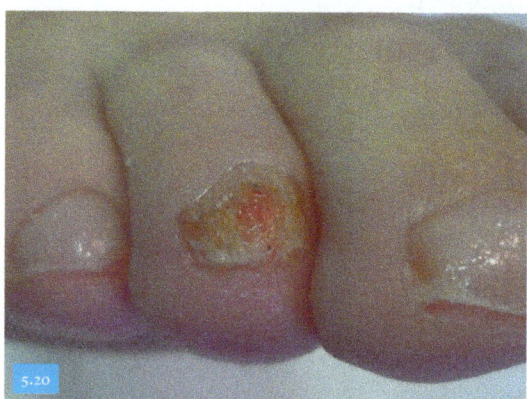
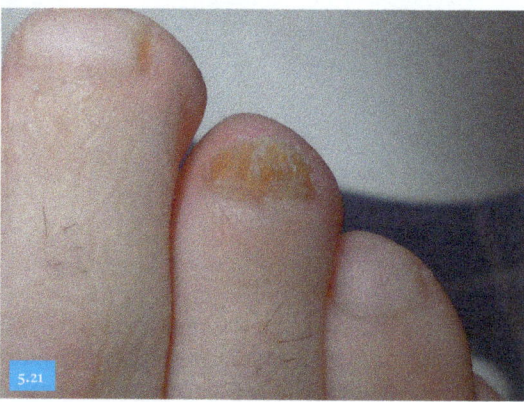

*Afbeelding 5.20 en 5.21*

**Heel veel hardlopen**

Deze twee halluxnagels (afbeelding 5.22 en 5.23) zijn vele malen gestoten, blauw geweest en afgebroken door het vele hardlopen wat deze man doet. Uiteindelijk heeft dit geresulteerd in mycosenagels. Een nageltrauma veroorzaakt een gemakkelijke porte d'entree (toegang) voor schimmels, omdat er een open verbinding met de buitenlucht ontstaat. Een schimmelinfectie is dan vaak het gevolg.

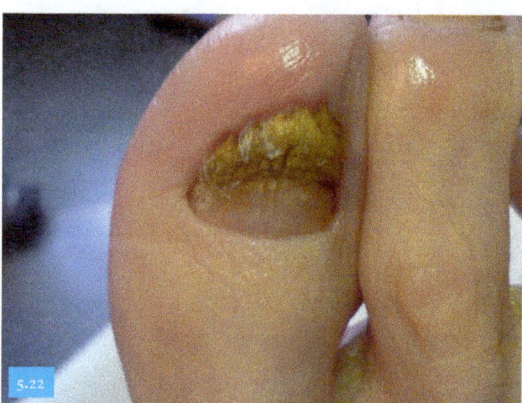
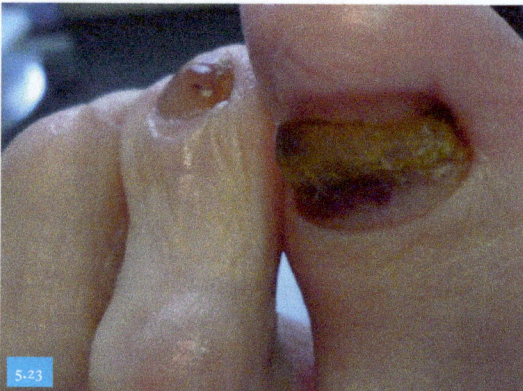

*Afbeelding 5.22 en 5.23*

## 5 Mycose- of schimmelnagels

Aan deze nagels kan niet veel gedaan worden door een pedicure. Hooguit goed schoonmaken, enigszins glad frezen en de man motiveren om goed te druppelen. Bij deze man is sprake van spreidvoeten en een verstijving in het grote teengewricht. Hierdoor wikkelt hij moeilijk af en stoot de top van de grote teen steeds in de schoen. Dit veroorzaak het steeds terugkerende trauma waardoor de infectie in stand gehouden wordt. Een aangepaste (sport)steunzool kan hier voor een oplossing zorgen.

**'Tunnel'**

Sommige mycosesoorten vormen als het ware een 'tunnel' in de nagelplaat. Als dit gebeurt, is het nodig om deze holte goed schoon te maken waarna de cliënt met een antimycosetinctuur dagelijks kan gaan druppelen. Een excavator met een lang uiteinde is hier zeer geschikt voor. Met het lepeltje aan de excavator kan de holte als het ware leeggeschraapt worden zonder de nagel op te tillen of te wrikken (afbeelding 5.24 t/m 5.29).

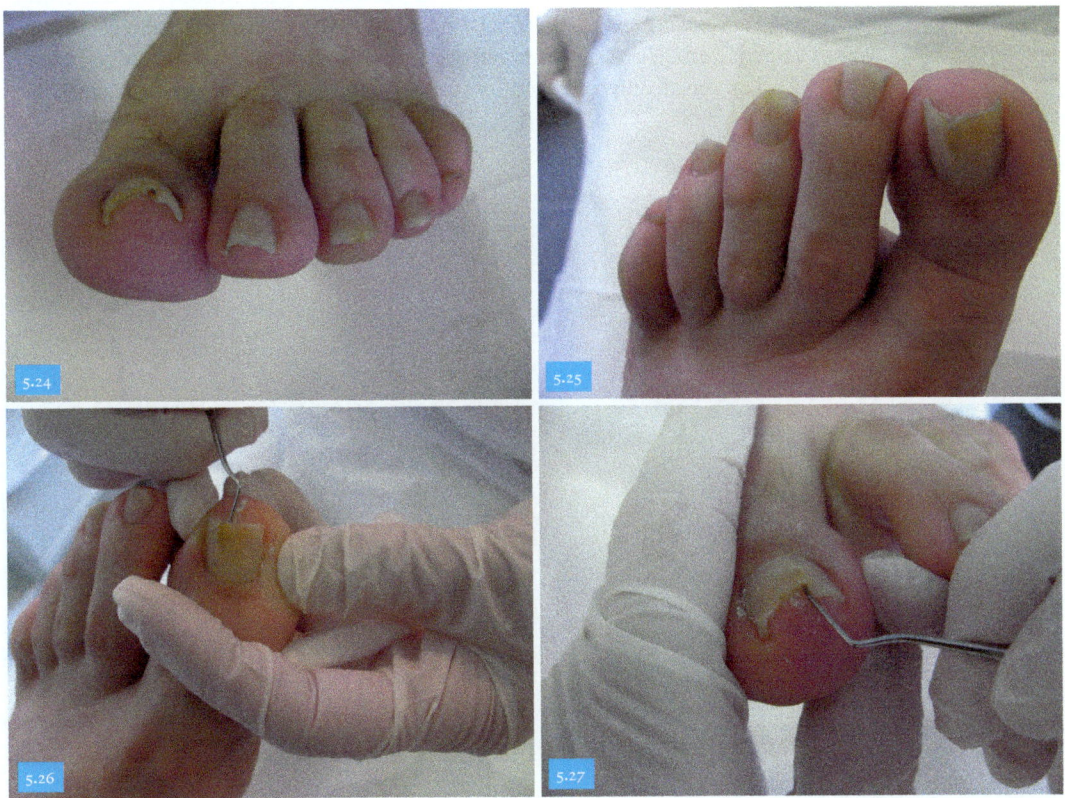

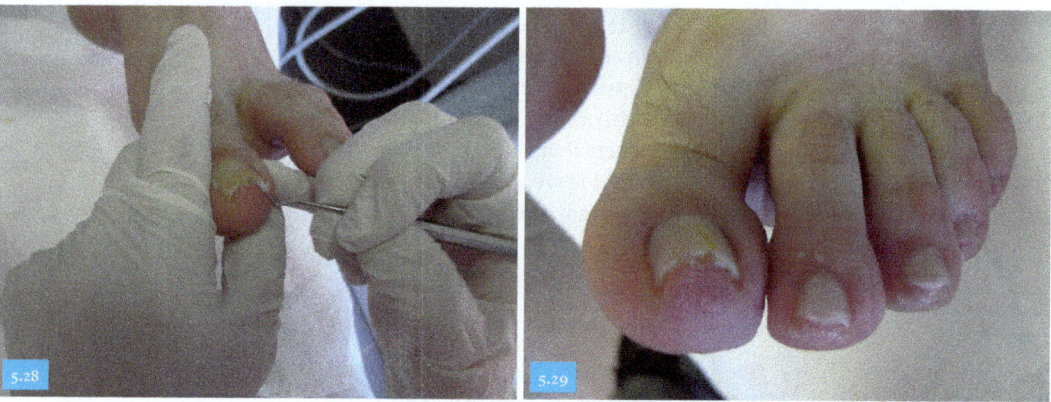

*Afbeelding 5.24, 5.25, 5.26, 5.27, 5.28 en 5.29*

**Bruine verkleuring**

Deze nagel (afbeelding 5.30) is aangetast door een schimmel die een bruine verkleuring teweegbrengt. De nagel wordt niet dik, maar laat wel los. Nadat de nagelsubstantie is verwijderd en de nagel bovenop is gladgeslepen, kan een antimycosetinctuur nog wel eens voor een goed resultaat zorgen.

*Afbeelding 5.30*

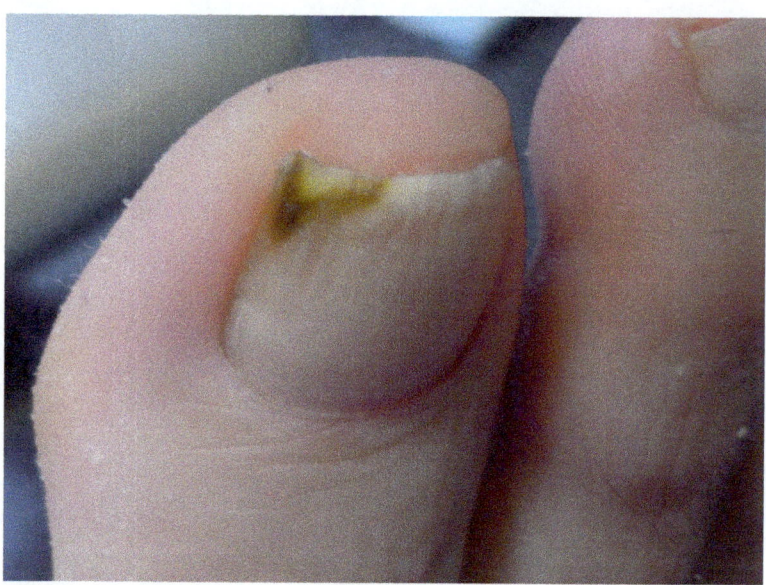

# 6 Psoriasisnagels

Iemand met de huidziekte psoriasis, kan ook psoriasisnagels krijgen. In de anamnese wordt al duidelijk of iemand aan deze huidziekte leidt. Als dit zo is, zal er zorgvuldig gekeken moeten worden of de nagels ook zijn aangetast. Aan de tenen echter kunnen deze nagels erg veel lijken op mycosenagels. Het is ook mogelijk dat een cliënt psoriasisnagels heeft die tevens een schimmelinfectie bevatten. Schimmelnageldiagnostiek kan hier uitkomst bieden. Tijdens het frezen van een psoriasisnagel ontbreekt de zo typische geur die bij sommige schimmelinfecties hoort. Psoriasis zowel op de huid als in de nagels is niet besmettelijk. Bij psoriasis worden meestal alle nagels ineens aangetast, in tegenstelling tot schimmelnagels. Aan de teennagels zien we zelden de 'putjes' zoals we die bij psoriasisnagels aan de vingers veel zien.

Afwijkingen die veel voorkomen aan de teennagels bij psoriasis zijn:
- hypertrofie: dikke nagels die soms brokkelig zijn en sprekend op mycosenagels lijken (zie afbeelding 6.1);
- olievlekfenomeen: groenige of bruine verkleuringen onder de nagel die vloeistof bevatten en langzaam uitdrogen (zie afbeelding 6.2). Als de holten uitgedroogd zijn wordt de nagel vaak in laagjes afgestoten;
- onycholysis: het loslaten van de nagel (zie afbeelding 6.3);
- versplintering (zie afbeelding 6.4).

De cliënt uit de nu volgende casus heeft alle hierboven beschreven afwijkingen. Alle foto's zijn dan ook genomen tijdens de behandeling van haar voeten.

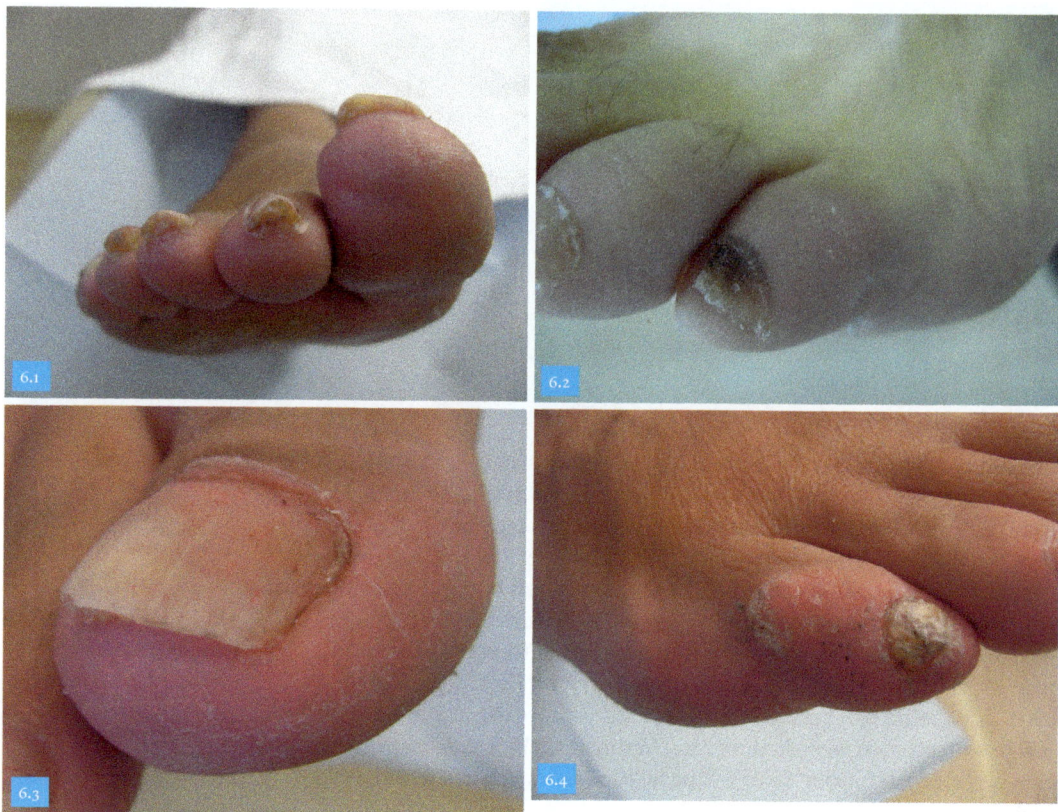

*Afbeelding 6.1, 6.2, 6.3 en 6.4*

**Ernstige vorm van psoriasis**

Mevrouw heeft een ernstige vorm van psoriasis. De nagels van zowel haar voeten als haar handen zijn aangetast (zie afbeelding 6.5 t/m 6.7). De nagels van de tenen zijn dik en brokkelig. Zoals op de detailopname (zie afbeelding 6.8) is te zien, zit er veel hoornstof, laat de nagel gedeeltelijk los en is deze brokkelig.

Er wordt begonnen met het knippen van de nagels, voor zover dat mogelijk is. Vervolgens worden alle nagels bovenop voorzichtig met een fijne diagonaal getande hardstalen frees dunner geslepen. Hierbij moet goed opgepast worden dat we de nagel niet kapot frezen, want we willen graag dat mevrouw een hele halluxnagel overhoudt. Omdat de nagels gedeeltelijk losliggen, is het zaak erop te letten dat de nagels niet te dun worden. Tevens is het belangrijk de zeer kwetsbare huid niet te raken met de frees.

Met de excavator worden zorgvuldig alle losse nagelrestjes en nagelsubstantie verwijderd. Vervolgens wordt met een fijne diamanten peer de gehele nagelomgeving en de nagelplaat zelf gepolijst. Met een kleine hoektang worden wat laatste restjes nagel en huid weggewerkt, waarna als

# 6 Psoriasisnagels

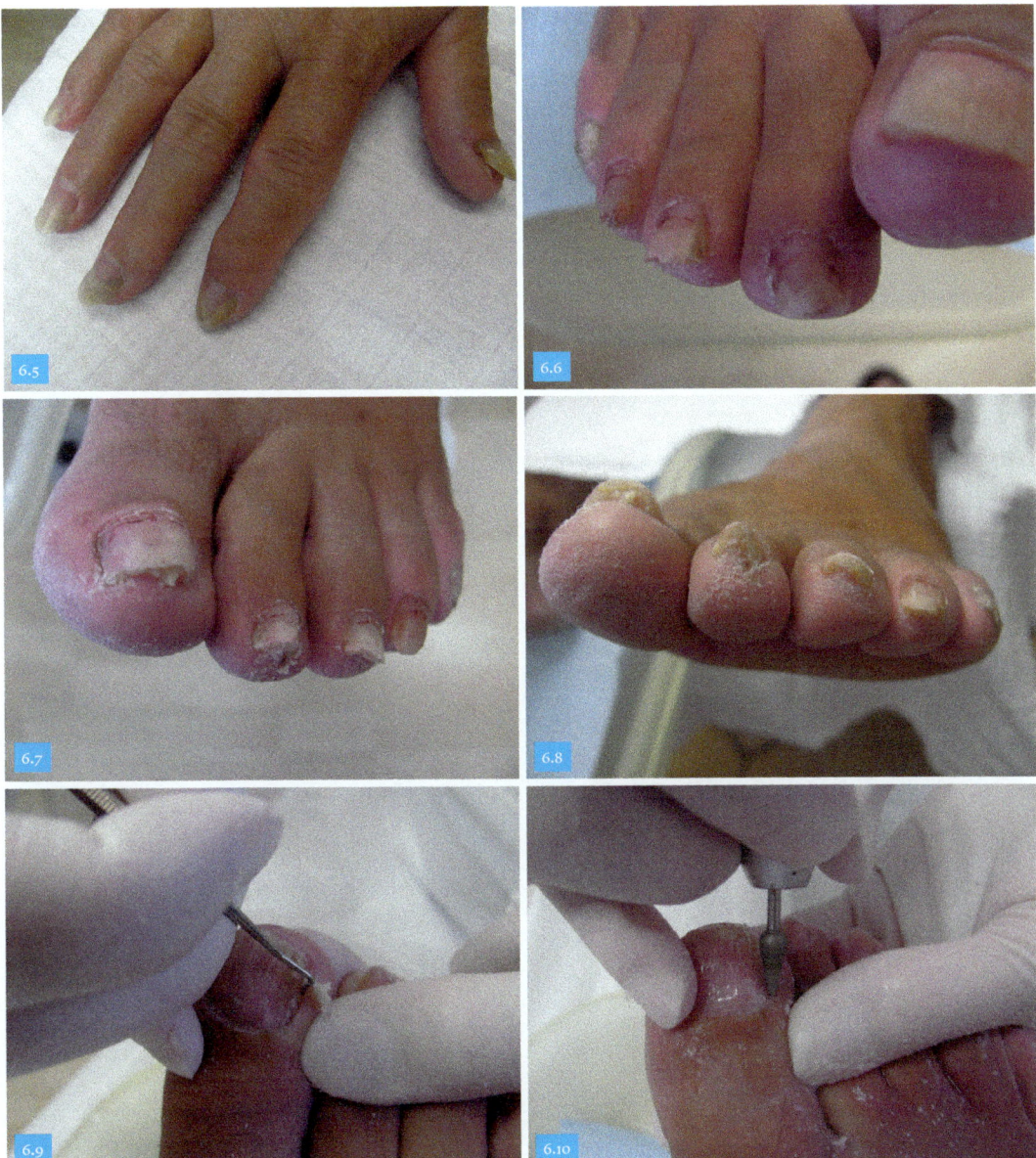

*Afbeelding 6.5, 6.6, 6.7, 6.8, 6.9 en 6.10*

einddesinfectie alcohol 70-80% wordt gebruikt en de nagels met een verzorgende nagelolie gemasseerd worden (afbeeldingen 6.9 en 6.10).

In het algemeen kan gesteld worden dat het behandelen van psoriasisnagels niet echt anders hoeft te zijn dan het behandelen van een normale of een hypertrofische nagel. Alle losse deeltjes moeten zorgvuldig verwijderd worden; een te dikke nagel moet dun geslepen worden en met een fijne diamant kan de nagelplaat zo glad mogelijk gemaakt worden. In sommige gevallen is het mogelijk om eventueel tijdelijk een kunstnagel te plaatsen, zodat de cliënt een nette nagel heeft, bijvoorbeeld in de zomer met open schoenen. Helaas stoten veel psoriasisnagels een kunstnagel af vanwege de overmatige verhoorning, maar soms kan het een hele mooie tijdelijke oplossing zijn.

# 7 (Pseudo) unguis incarnatus (ingroeiende en ingegroeide nagel)

Eén van de grootste problemen die een pedicure kan tegenkomen, is een ingroeiende of ingegroeide nagel. Op de eerste plaats het verschil tussen beiden.

## Ingegroeide nagel

Een ingegroeide nagel is een ontsteking van nagelplooi en nagelwal, doordat een nagelpunt of nagelsplinter in het vlees is vastgegroeid (zie afbeelding 7.1). Hierbij vormt zich pus en later granulatieweefsel ('wild vlees').

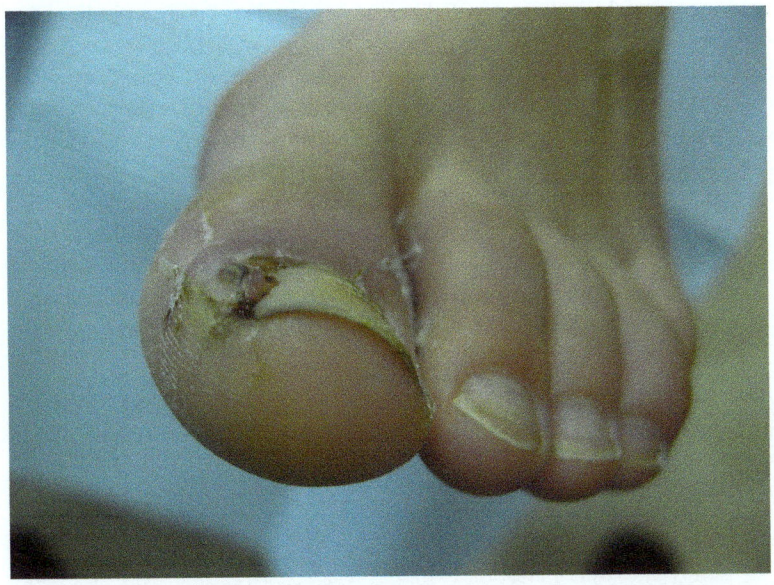

Afbeelding 7.1

Het is een contra-indicatie voor een pedicurebehandeling. De cliënt moet doorverwezen worden naar de arts. In veel gevallen echter verwijst de arts weer terug naar de pedicure. Het beleid dat ik momenteel volg als een cliënt door de arts wordt verwezen, is als volgt: de aangedane teen twee- tot driemaal per dag spoelen met lauw water uit de douchekop, liefst op de massagestand als die mogelijkheid er is. Hierdoor wordt de teen goed schoongespoeld en tevens 'gemasseerd', waardoor de doorbloeding goed op gang komt. Dit bevordert de genezing van de ontsteking. Na het spoelen moet er twee- tot driemaal daags Sterilon gedruppeld worden om de teen te desinfecteren. Sterilon is een wettelijk goedgekeurd wonddesinfectiemiddel met een N-nummer, op basis van alcohol. Hierdoor droogt de wond goed uit en bacteriën worden bestreden.

Het nemen van een voetenbadje (nog steeds erg populair) raad ik op basis van mijn ervaringen met bovengenoemd spoelen sterk af. Vaak blijven mensen veel te lang in het voetenbadje zitten, zodat de wond volledig verweekt en hierdoor de bacteriegroei heviger wordt.

Bovenstaande is puur op basis van ervaring in de praktijk gedurende de laatste drie jaar. Er is geen wetenschappelijk onderzoek als bewijs hiervoor, het is uitsluitend evidence based practice.

Als de cliënt gedurende een week gespoeld en gedesinfecteerd heeft komt deze terug in de praktijk. In 90% van de gevallen is de huid rondom de nagel dan zodanig hersteld dat er zonder extra risico behandeld kan worden. Het is dan mogelijk de ingegroeide nagelpunt voorzichtig te verwijderen. Hierna kan de teen volledig genezen en kan er nabehandeling plaatsvinden, zoals tamponnage of het plaatsen van een nagelbeugel.

## Ingroeiende nagel

Een ingroeiende nagel (zie afbeelding 7.2 en 7.3 - digitus II) is een nagel die dreigt in te groeien, zoals bij de ingegroeide nagel, maar geen actieve tekenen van ontsteking vertoont. Wel kan de nagelwal erg rood en pijnlijk zijn en kan de cliënt een (forse) drukpijn ervaren. Ook vormt zich vaak eelt of zelfs een likdoorn in de nagelplooi door de verhoogde druk van de nagel.

Het ingroeien kan in principe bij alle nagels gebeuren. De tweede tenen krijgen het vaak zwaar te verduren, hetzij door een hamerteenstand bij bijvoorbeeld een hallux valgus, hetzij door te krappe schoenen.

Het behandelen van ingroeiende kleine teennagels, zoals de nagels van digitus II t/m V, beperkt zich over het algemeen tot het voorzichtig weghalen van het ingroeiende wigje met een klein, spits hoektangetje. Als de nagel daarna voldoende ruimte krijgt of – als het om een hamerteen gaat – ondersteund wordt door bijvoorbeeld een siliconen orthese, dan zal het ingroeien vaak niet recidiveren.

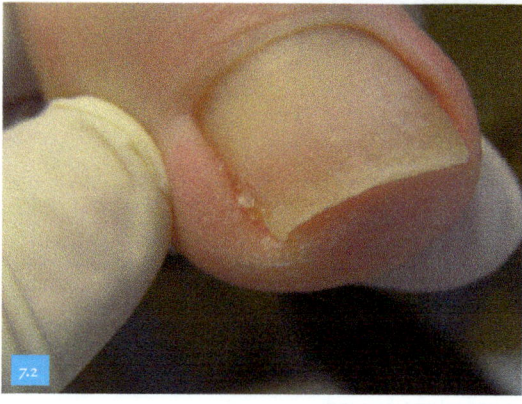 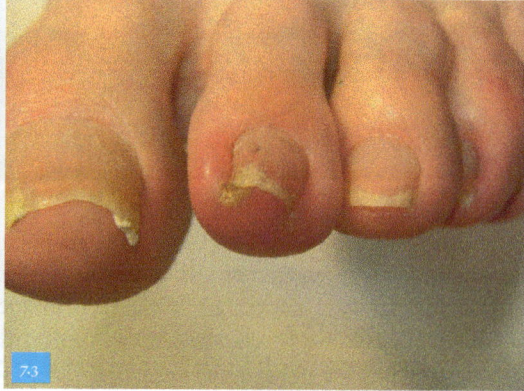

*Afbeelding 7.2 en 7.3*

# 7 (Pseudo) unguis incarnatus (ingroeiende en ingegroeide nagel)

Het behandelen van een ingroeiende grote teennagel bestaat uit het vrijmaken van de zijkant van de nagel in de nagelplooi. Het doel is om ruimte te creëren tussen de huid diep in de nagelplooi en de zij/onderkant van de nagel. Dit kan door middel van frezen met een bolkopfreesje of met een fissuur/lansfrees.

## Hoektangtechniek

Een eenvoudige methode is het werken met de hoektang.
In de serie afbeeldingen wordt dit zo goed mogelijk in beeld gebracht. De achtereenvolgende stappen zijn:
- De hoektang voorzichtig met de punt in de lengterichting onder de pijnlijke nagelrand brengen (zie afbeelding 7.4).
- De hoektang draaien zodat de platte kant boven komt.
- De hoektang zeer voorzichtig zo ver mogelijk onder de nagel brengen.
- De hoektang moet met het knipvlak exact in het verlengde van de nagel liggen.
- De hoektang moet volledig plat onder de nagel liggen (180 graden) (zie afbeelding 7.5).
- De kniplijn van de hoektang moet onder de nagel liggen, zodat de nagel zijn volledige breedte houdt. Uitsluitend het ingerolde gedeelte wordt hierdoor weggeknipt (zie afbeelding 7.6).

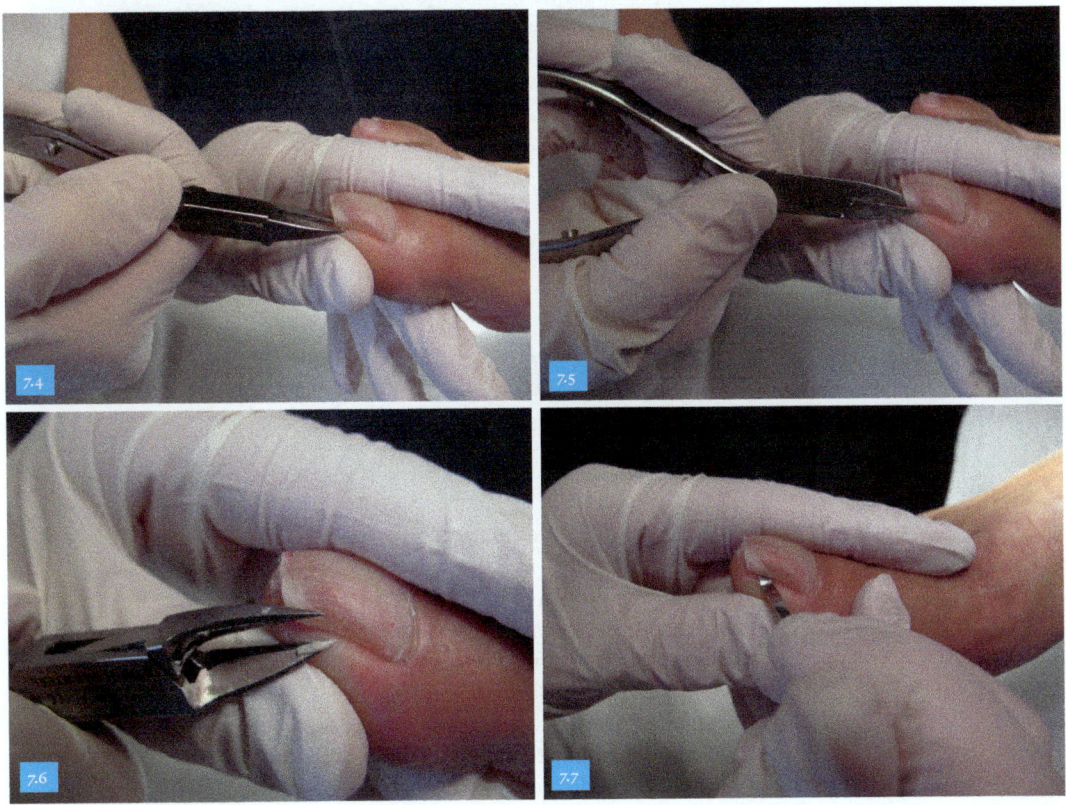

*Afbeelding 7.4, 7.5, 7.6 en 7.7*

Als aan al deze voorwaarden voldaan wordt, kan er nooit onverhoopt een hoek uit de nagel geknipt worden (zie afbeelding 7.7).

Let op: als nadien de nagel smaller is geworden of er is een hoek uit de nagel, dan is de techniek foutief toegepast!

Bij het werken met de excavator is het uitermate belangrijk om de gehele nagelplooi en nagelwal van distaal naar proximaal schoon te schrapen. Dit moet met rustige, overlappende bewegingen gebeuren, waardoor u langzaam een weg baant en uiteindelijk met de excavator voorzichtig onder de zijkanten van de nagel alle nagelsubstantie kunt verwijderen. Hierbij moet de pedicure het instrument volledig met de vorm van de nagel mee laten kantelen, waardoor er absoluut niet gewrikt wordt. De lengte van een excavator met een lang uiteinde, kan plat in de nagelplooi gelegd worden, waarna voorzichtig geprobeerd wordt in de lengte onder de nagel te glijden en zo alle resterende nagelsubstantie te verwijderen (zie afbeelding 7.8).

*Afbeelding 7.8*

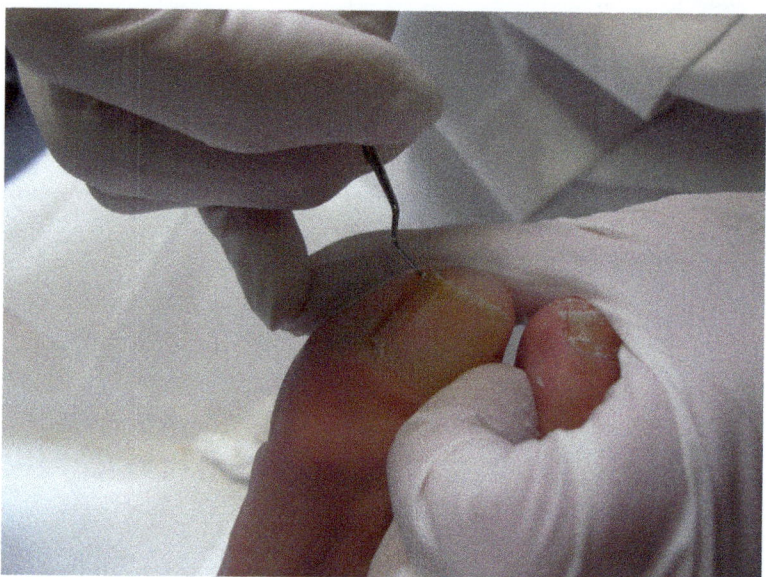

## Oorzaken ingroeiende of ingegroeide nagels

De meest voorkomende oorzaken van ingroeiende of ingegroeide nagels zijn:
- hoeken wegknippen of de nagel te kort knippen;
- foute pasvorm schoenen; te kort, te smal, te spits, hoge hakken, te platte teenruimte of een foutieve leestvorm;
- hypertrofische nagel;
- mechanische stress (wrijving), bijvoorbeeld bij bewegingsbeperking bij teenstandafwijkingen of bij spasmen;
- verweking van de huid door overmatig voetenbaden of ernstige zweetvoeten;

- te strakke (steun)kousen;
- voetstandafwijkingen;
- aangeboren convexe (ronde) nagelgroei.

Bij diverse teen- en voetstandafwijkingen komt de top van de teen omhoog. Hierdoor vindt er continu wrijving en druk tegen het bovenleer plaats (zie ook hoofdstuk 3). Door de tegendruk van de schoen zal de nagel in het vlees gedrukt worden. Dit kan leiden tot roodheid, pijn, zwelling, eeltvorming en ontstekingen.

De aandoening die de meeste klachten van ingroeiende nagels veroorzaakt, is een afwijking van de hallux, zoals de hallux valgus en de hallux rigidus. De afwijking zit hierbij in het metatarsale-phalangeale (MTP) I-gewricht. Dat gewricht ondergaat een standsverandering, al dan niet met verstijving. Hierdoor zal de strekpees op de dorsale voetzijde steeds duidelijker te zien zijn. Soms kan deze pees zelfs gemakkelijk vastgepakt worden. Bij navraag aan de cliënt om de grote teen plantairwaarts te buigen, zal dit vaak niet mogelijk zijn. Passief kan het MTP-gewricht getest worden door de duimmuis tegen het gewricht aan te leggen en met de duim te testen of het eerste phalange van de hallux dorsaalwaarts kan bewegen ten opzichte van het MTP-I-gewricht (zie afbeelding 7.9 = verstijfd en 7.10 = soepel).

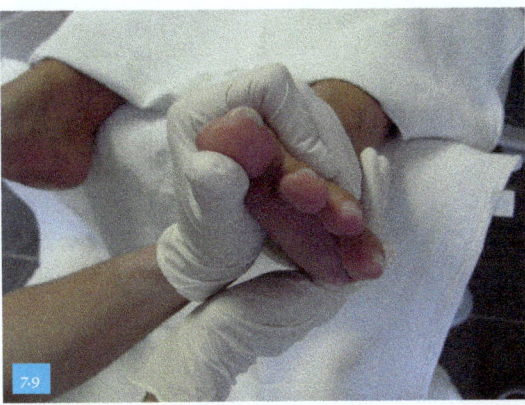 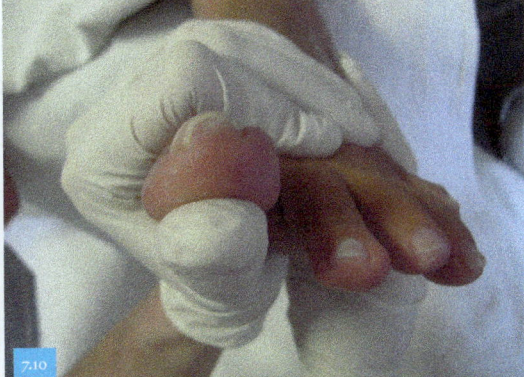

*Afbeelding 7.9 en 7.10*

Door de foutieve stand krijgt de teen veel druk en wrijving te verduren (zie afbeelding 7.11 t/m 7.15). Hierbij is het dan ook belangrijk om deze cliënten een goed schoenadvies te geven met voldoende brede en hoge teenruimte en eventueel door te verwijzen voor therapeutische (steun)zolen. In het geval van spasticiteit (zie afbeelding 7.16) zal een orthopedische maatwerkschoen nodig zijn.

Wanneer er sprake is van te veel druk van digitus II tegen de laterale zijde van de hallux, dan kan een siliconen teenspreider ervoor zorgen dat de twee tenen van elkaar gescheiden blijven (zie afbeelding 7.17). Hierdoor krijgt de nagel van de hallux rust.

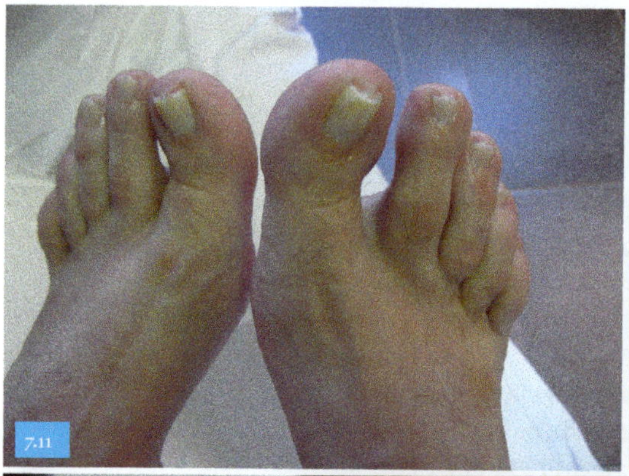

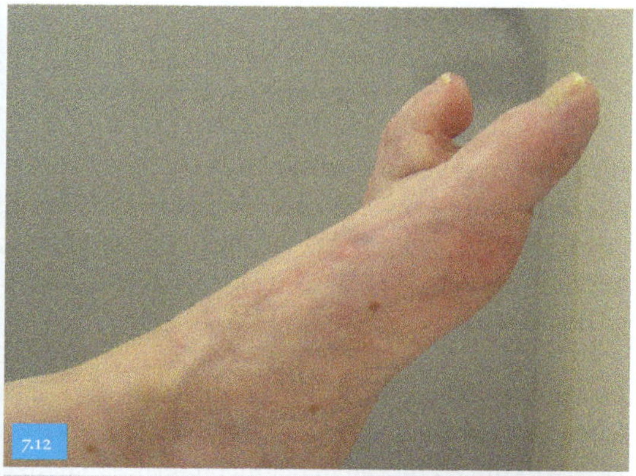

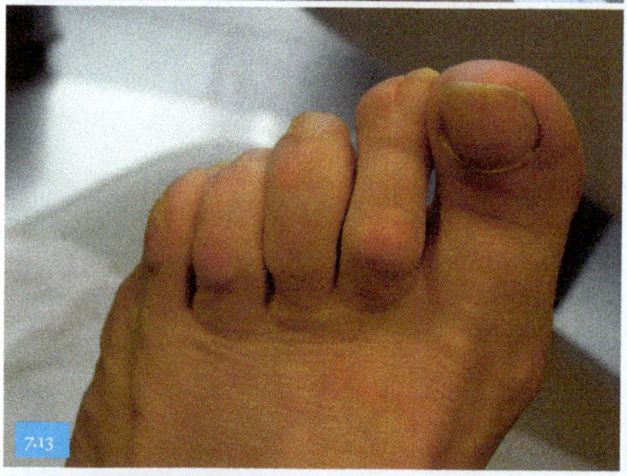

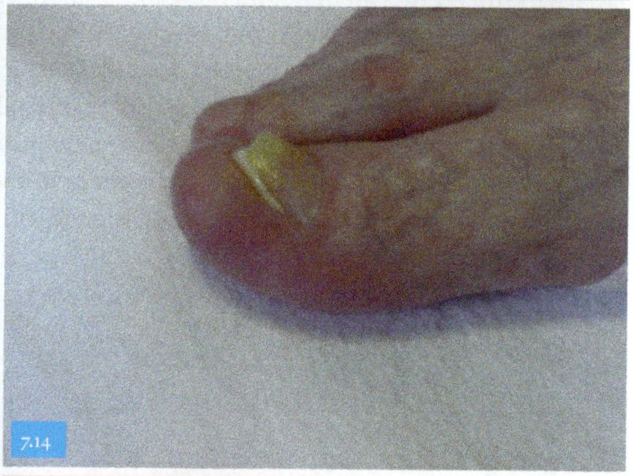

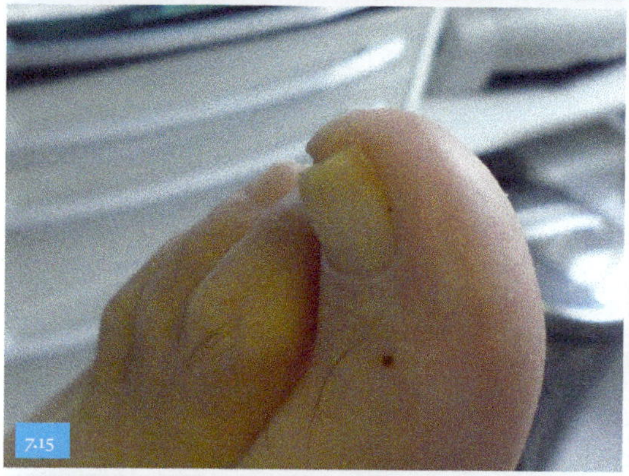

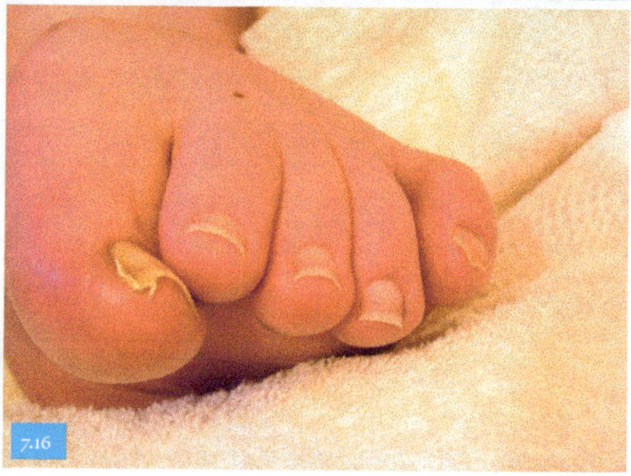

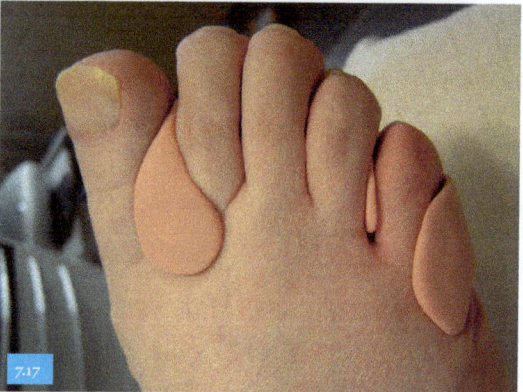

*Afbeelding 7.11, 7.12, 7.13, 7.14, 7.15, 7.16 en 7.17*

Wanneer de oorzaak niet wordt herkend en de cliënt blijft doorlopen met de foute schoenen, zullen de klachten continu recidiveren. Als de cliënt de juiste adviezen ter harte neemt en deze ook opvolgt, dan kunnen veel klachten opgelost worden.

Soms is het noodzakelijk om elke vijf à zes weken de nagel vrij te maken in de nagelplooi waardoor klachten voorkomen worden.

## Adviezen aan de cliënt

Het belangrijkste advies aan de cliënt is het feit dat de nagels recht afgeknipt moeten worden. Veel mensen vinden dit vervelend of 'niet mooi'. Eventueel kan met een vijltje het scherpe hoekje van de nagel afgerond worden. Knippen is een groeistimulans voor nagels. Als er steeds een hoekje wordt weggeknipt dan zal op die plek de nagel de grootste groeiprikkel krijgen en steeds dieper in de nagelplooi in gaan groeien.

Veel mensen hebben de neiging om met een schaartje onder de nagels te peuteren of vuil uit de nagelplooien te halen. Hierbij wordt niet zelden de nagelhoek opgetild. Dit zogenaamde 'liften' van de nagel bevordert het loslaten van de nagel. Beter is het dan ook om dit niet zelf te doen. Bij een gezonde teennagel is het meestal ook niet nodig.

Wanneer een cliënt een ingegroeide nagel heeft met pus en granulatieweefsel en het ondanks alle inspanningen van een arts en/of pedicure niet wil verbeteren, dan kan de arts of de chirurg overgaan tot een zogenaamde 'wigexcisie'. Dit betekent letterlijk het uitsnijden van een nagelwig (langwerpig driehoekig stukje). Deze wigexcisie wordt onder locale (plaatselijke) verdoving uitgevoerd. Hierbij kan het beste worden ingesneden tot en met de matrix, waarbij het stukje matrix wordt aangestipt met Fenol. Hierdoor wordt het stukje matrix vernietigd en kunnen er geen nagelbedcellen meer groeien. Helaas gebeurt dit vaak niet zorgvuldig, waardoor mensen naderhand een soort dwangnageltje krijgen wat dan steeds door een pedicure verwijderd (zie afbeelding 7.18) moet worden.

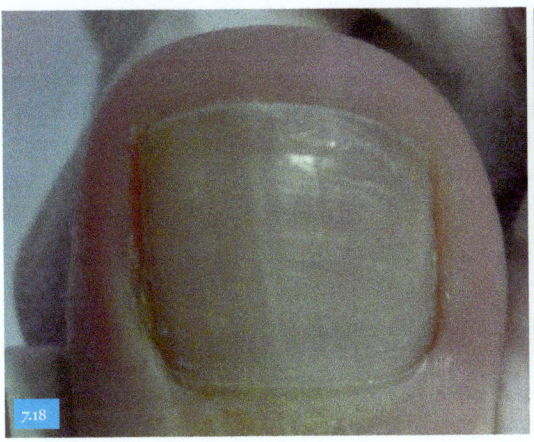
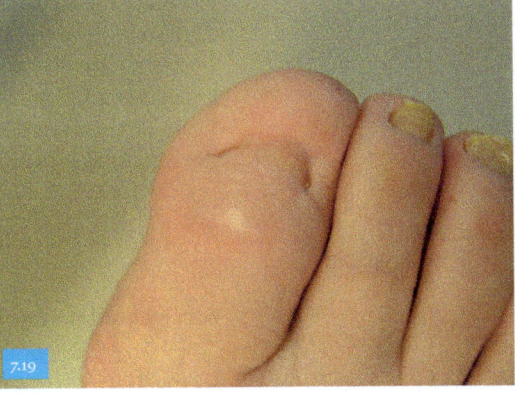

*Afbeelding 7.18 en 7.19*

Vroeger werd de nagel vaak volledig door de arts verwijderd. Gelukkig doen de meeste artsen dit tegenwoordig niet meer (zie ook hoofdstuk 1) (zie afbeelding 7.19).

In dit hoofdstuk komen enkele casussen aan bod met betrekking tot het behandelen van de ingroeiende nagel. Soms is het noodzakelijk om een nagelbeugel te plaatsen om de klachten te verminderen en eventueel de nagelvorm te corrigeren. Dit komt ter sprake in het volgende hoofdstuk.

## Antidrukmateriaal bij ingroeiende nagels

Voor het drukvrij leggen van een nagel in de nagelplooi kunnen diverse materialen gebruikt worden. Hier bespreken we de meest gekozen materialen: copoline en Clauden.

### Copoline

Dit is een katoenen dicht geweven lint dat een schokdempende en beschermende werking heeft tussen de nagelzijkant en de huid. Het materiaal is gemakkelijk te gebruiken, omdat het glad is en daardoor gemakkelijk in de nagelplooi gespateld kan worden. Er zijn geen allergieën voor het materiaal bekend. Het is verkrijgbaar in diverse breedten en dikten. Afhankelijk van de ruimte die vrij is tussen nagel en nagelplooi kan hier een keuze voor gemaakt worden. Nadat er getamponneerd is met copoline, kan de nagelplooi desgewenst met zalf nabehandeld worden. Indien er niet met zalf gewerkt wordt, is het wel aan te raden om na het tamponneren van de nagelplooi te desinfecteren met alcohol 70%.

### Clauden

Dit gaas is oorspronkelijk bedoeld als neus tamponnade na een neustussenschotoperatie. Het kan prima gebruikt worden om nagels drukvrij te leggen. Het is gaas gedrenkt in een zalf met onder andere jodium, vaseline en zinkoxide en heeft een bloedstelpende en antibacteriële werking. Voordeel van dit gaas is dat het goed een ruimte kan opvullen en plaatselijk eventueel wat dikker gespateld kan worden. Een nadeel is het feit dat het materiaal nogal duidelijk zichtbaar aanwezig is en een vuiluitziende kleur heeft. Het materiaal is van los geweven gaas en derhalve alleen met een breder instrument in de nagelplooi te spatelen.

De volgende casuïstiek gaat over het behandelen van de ingroeiende nagel.

**Forse pijnklachten digitus II beide voeten**

De mevrouw met de nagels getoond op afbeelding 7.20 en 7.21 kampt altijd met forse pijnklachten aan digitus II van beide voeten. De oorzaak ligt onder andere waarschijnlijk in het feit dat de voeten erg oedemateus (vochtophoping) zijn. Daarnaast heeft mevrouw knik- en spreidvoeten, waarbij veel ruimte komt tussen de kopjes van de middenvoetsbeentjes. De tenen worden daardoor in de schoenen bij elkaar gedrukt en tevens kantelt hierbij de tweede teen. Door ernstige artrose kan ze erg moeilijk bij haar voeten en heeft ze bij voorkeur instapschoenen aan. Deze hoeven namelijk niet gestrikt te worden, maar hebben eigenlijk te weinig ruimte voor haar tenen. Instapschoenen worden meestal een half maatje te klein gekocht, omdat anders de hiel gemakkelijk uit de schoen slipt.

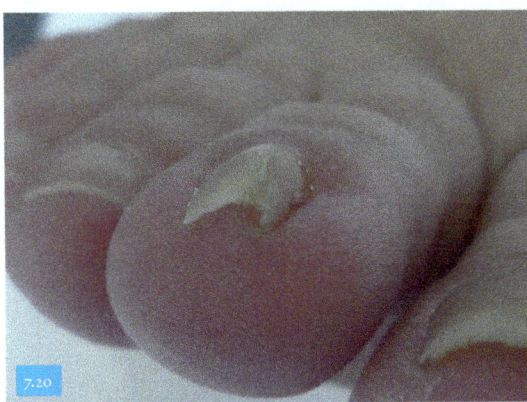 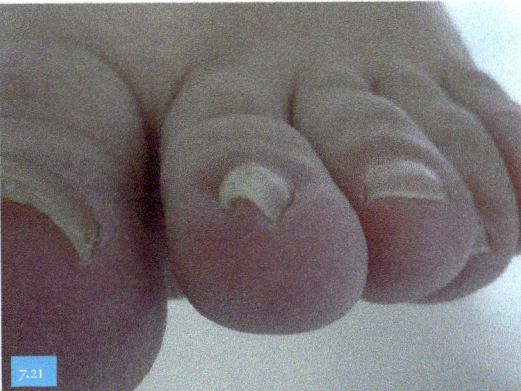

Afbeelding 7.20 en 7.21

Op de afbeeldingen is duidelijk te zien dat de teen draait, waardoor de nagel ook scheef groeit. Door de druk wordt de nagel wat hypertrofisch en groeit als een soort 'puntdakje' naar boven. Doordat de nagel scheef groeit ontstaan er steeds pijnklachten in het distale nagelhoekje aan de mediale zijde. De nagel kan niet over de huid heen komen door de tegendruk.

De nagel wordt met een klein freesje dun geslepen en vervolgens geknipt. De zijkanten worden zeer goed schoongemaakt en met een diamantfissuur worden de nagelplooien, precies tussen de nagel en de huid in, van eelt ontdaan en glad gefreesd (afbeelding 7.22 en 7.23). Eventueel wordt voor een ingerold nagelwigje de hoektangtechniek (zie ook hoofdstuk 2) gebruikt. Voor dit soort nagels heb ik een speciaal klein spits hoektangetje, maatje 10 of 11.

Om de tenen ook tijdens het lopen te blijven strekken, zijn siliconen orthesen gemaakt. Maar deze namen toch te veel plaats in de schoenen in, waardoor er op andere plaatsen druk ontstond. Een goede optie voor deze voeten zou een paar orthopedische schoenen zijn, maar gezien haar leeftijd (ze is 53 jaar) is mevrouw daar absoluut nog niet klaar voor, zoals ze zelf aangeeft.

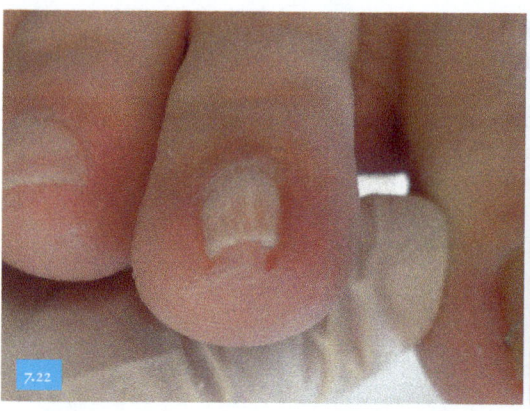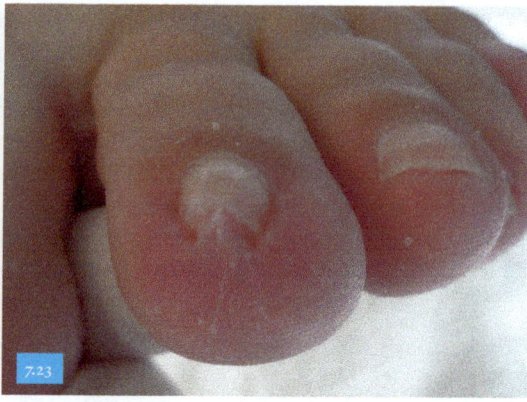

*Afbeelding 7.22 en 7.23*

**Als een soort nietje samengeperst**

De klachten van deze mevrouw bestonden uit erge pijnklachten op de top van de hallux mediaal. Bij inspectie blijkt de nagel ingescheurd te zijn en een nagelsplinter drukt vanuit de zijkant in de huid (zie afbeelding 7.24). De nagelzijkant is als een soort nietje samengeperst. De nagel is bros en is

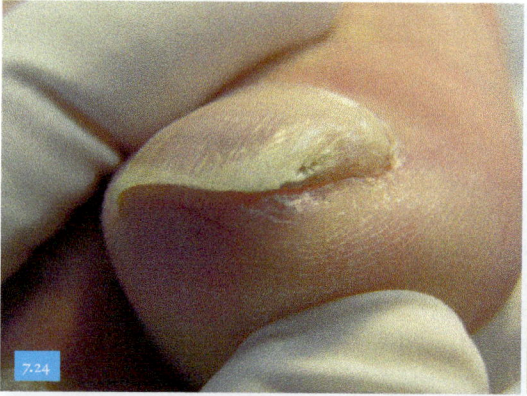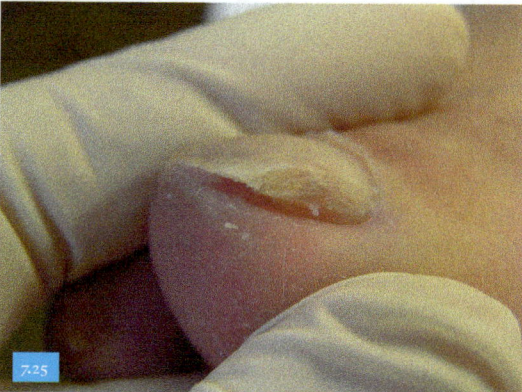

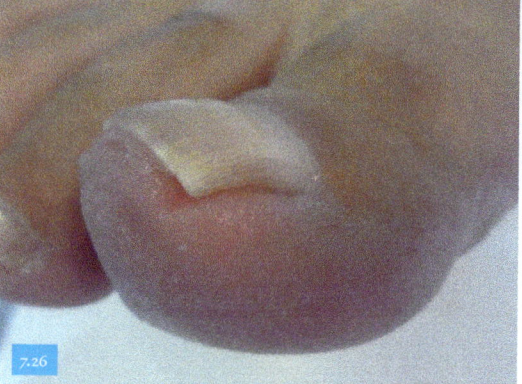

*Afbeelding 7.24, 7.25 en 7.26*

hoogstwaarschijnlijk aangetast door een schimmel en daardoor gescheurd. Tevens bevindt er zich een strookje eelt op de mediale nagelwal.

De nagel wordt eerst geknipt, wat lastig is in verband met de drukpijn die wordt ervaren op de hoek van de nagel. Hiervoor gebruik ik dan liever een kleine nageltang en knip met zeer kleine stukjes. Vervolgens wordt de nagel met een weekmaker ingedruppeld en gedurende het inweken wordt het eelt op de nagelwal met mesje 15 verwijderd. Daarna wordt met de excavator voorzichtig gekeken waar de nagelsplinter precies drukt. Het is mogelijk de nagelsplinter een beetje naar de zijkant uit de nagelplooi te halen en zo recht mogelijk af te knippen. We zien daarna aan de roodheid precies tot hoe ver de nagelsplinter in de huid heeft gedrukt (zie afbeelding 7.25). Er is nadrukkelijk voor gekozen om het losse gedeelte zoveel mogelijk te laten zitten, omdat dit de zijkant van de nagelvorm bepaalt. Wel is de nagel zo goed mogelijk glad gefreesd. Dit is niet altijd volledig mogelijk, omdat de nagel hierdoor te dun kan worden. Onder de zijkant is copoline gebruikt. Met de cliënt word afgesproken dat ze gaat druppelen met een antimycosepreparaat. Na dit zo'n jaar te hebben gedaan, heeft mevrouw inmiddels weer een hele nagelplaat (zie afbeelding 7.26).

**Ik was mijn eigen chirurg**

De eigenaar van deze pijnlijke teennagel (afbeelding 7.27 en 7.28) heeft risicovoeten. Hij heeft diabetes mellitus met een zeer slechte doorbloeding en het oppervlakkige gevoel in de voeten is niet aanwezig. De man heeft jarenlang zijn nagels zelf 'geknipt' of zoals hij zelf zegt: "Ik was mijn eigen chirurg". Dit laat aan duidelijkheid niets te wensen over. Hij knipte de hoeken in en trok vervolgens de totale nagelpunt eruit met een tangetje. Als deze 'operatie' gedaan was, bloedde het flink en had hij vervolgens enkele dagen flinke last hiervan. Na een week was de pijn over en ging het weer voor een tijdje. De gezondheid van de man liet echter te wensen over en na een hartinfarct, een openhartoperatie en de ontdekking dat hij diabetes mellitus had, kwam hij via de podotherapeut in mijn praktijk terecht.

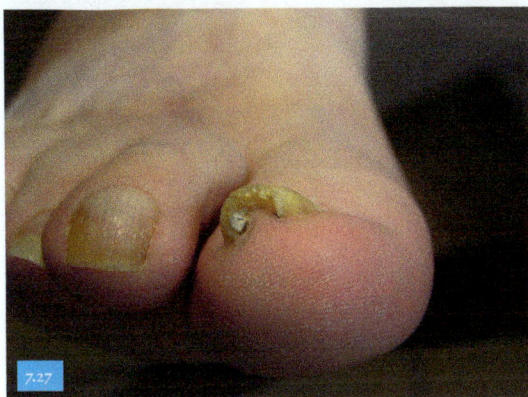 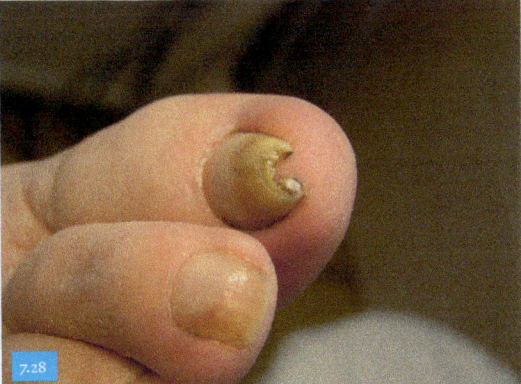

*Afbeelding 7.27 en 7.28*

Na telefonisch overleg met de podotherapeut wordt besloten om, als het even kan, bij deze man geen nagelbeugels te plaatsen. De kans op wondjes en drukpunten is te groot. Maar zij vraagt mij wel om elke zes weken de nagels aan de zijkant goed vrij te maken, omdat er door de overmatige druk ontstekingen kunnen ontstaan.

Het is een uitdaging om deze man te behandelen. Hij komt acht weken nadat hij bij de podotherapeut is geweest. Daar is de nagel behandeld toen hij een afspraak had voor de zooltjes en met copoline drukvrij gelegd. Afgesproken was dat hij een maand daarna bij mij zou komen, maar hij was 'vergeten' om eerder te bellen.

De nagel wordt iets dunner gefreesd met een fijne diagonaal hardstalen frees om geen versplintering te krijgen. Vervolgens wordt de nagel geknipt, maar dat is erg moeilijk omdat het nageluiteinde volledig ingerold is. De hoektang wordt gebruikt en met hele kleine stukjes en uiterste precisie wordt de wig aan de zijkant weggeknipt. Hiertoe wordt de hoektangtechniek gebruikt (zie hoofdstuk 2). Het volledig ingerolde gedeelte wordt voorzichtig weggehaald en er ontstaat een compleet 'gat' waar de nagel in het vlees drukte. Zoals op afbeelding 7.29 te zien is, is de volledige breedte behouden. De opluchting bij de man is groot en hij is stomverbaasd dat dit kan zonder bloedvergieten en zonder dat hij erge pijn heeft gevoeld. De nagel wordt getamponneerd met copoline of met Clauden. Klachten zijn er daarna amper meer, omdat er steeds na zes weken een nieuwe behandeldatum wordt afgesproken.

*Afbeelding 7.29*

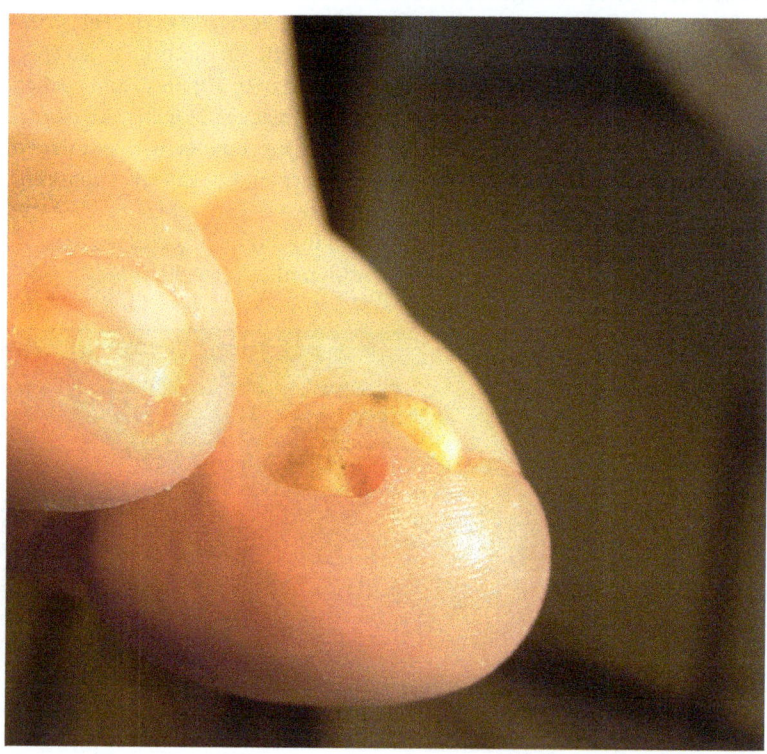

## Te kort geknipt

Een meisje van twintig jaar heeft haar grote teennagel per ongeluk te kort geknipt en heeft nu door het dragen van spitse schoenen last gekregen. De nagelpunt kan niet over de huid van de teentop heen en drukt in het vlees (afbeelding 7.30 en 7.31). Hierdoor rolt de nagel in het uiteinde naar binnen toe en dreigt te ontsteken. Tijdens de behandeling van deze nagel is vooral de fixatie erg belangrijk. Met de duim van mijn linkerhand wrijf ik heel zachtjes vanaf de bovenkant van de nagel naar de mediale zijkant van de teen. Zodoende duw ik met een zachte beweging de gevoelig pijnlijke teentop enigszins naar beneden, zodat ik met het kleine hoektangetje voorzichtig onder de zijkant van de nagel kan knippen. Het is maar een klein wigje wat daar ingerold zit maar dit veroorzaakt wel de pijn. Nadat het wigje is verwijderd wordt er goed gedesinfecteerd en copoline gebruikt (afbeelding 7.32). Deze nagel groeit vanzelf weer zonder problemen uit. Ik adviseer in dit soort gevallen wel altijd om nog enkele dagen goed met Sterilon te druppelen om infecties zoveel mogelijk te voorkomen.

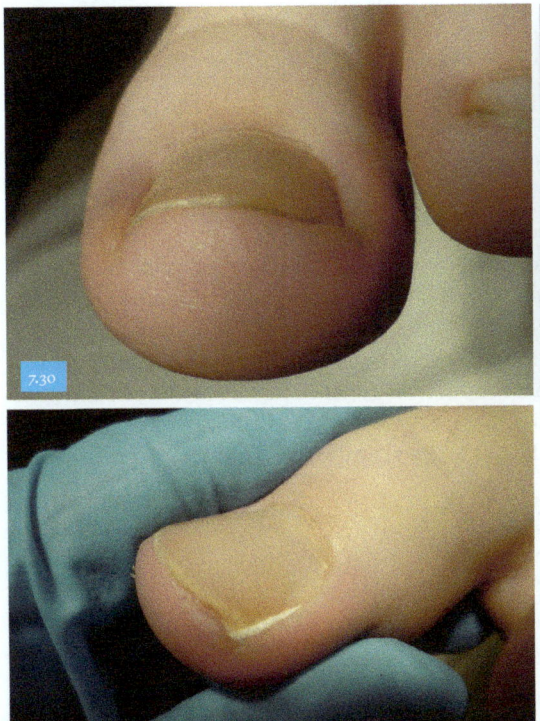
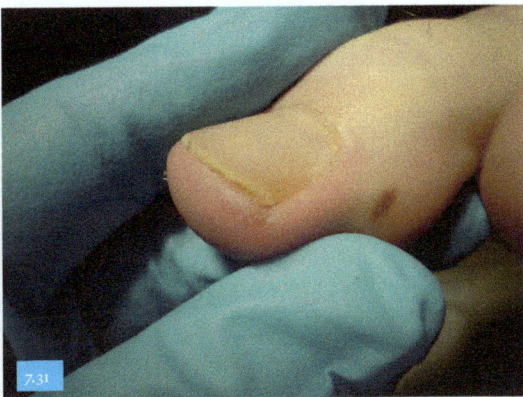
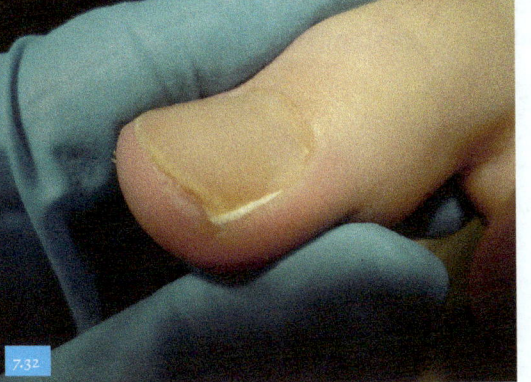

*Afbeelding 7.30, 7.31 en 7.32*

## Totaal geen last

Ook kleine teennagels kunnen flink rondgroeien. In dit geval (afbeelding 7.33 en 7.34) heeft de cliënt er echter totaal geen last van en worden de nagels gewoon geknipt. Dit gebeurt wel met een kleine tang. Tijdens het knippen wordt de punt van de nageltang verticaal ingezet en de groei van de nagel wordt tijdens het knippen volledig gevolgd. Als de nageltang hier recht gehouden wordt, springt de nagel kapot en veroorzaakt het bovendien een vervelende pijnreactie bij de cliënt.

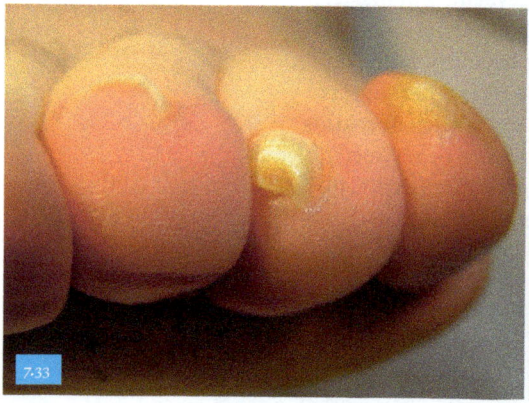 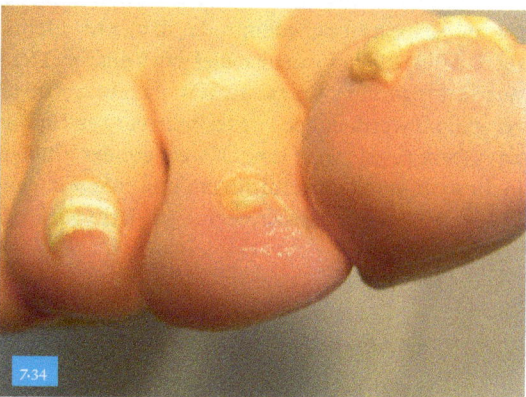

*Afbeelding 7.33 en 7.34*

## Puberteit

Een jong meisje ondervindt problemen aan haar tenen vanaf het begin van haar puberteit. Door de hormoonschommelingen verandert de zuurgraad van nagels en huid en door meer zweten verweekt de huid en prikken de nagelhoeken gemakkelijk in de huid. Het eerste advies luidt dan ook altijd om absoluut niet met zeep te wassen, maar alleen met lauw water. Eventueel de voeten wassen met een zure wastablet en insmeren met een antitranspiratie voetencrème. In de zomer zoveel mogelijk sandaaltjes of slippers dragen om de voethuid lucht te geven en de nagels ruimte.

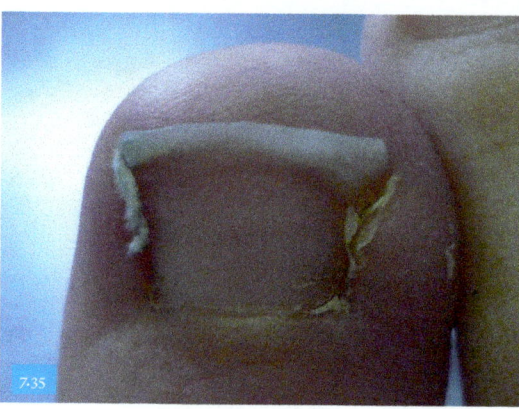 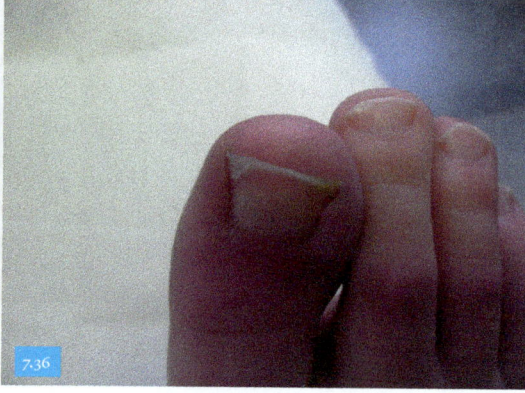

*Afbeelding 7.35 en 7.36*

## 7 (Pseudo) unguis incarnatus (ingroeiende en ingegroeide nagel)

Bij dit meisje valt op dat ze bijzonder scherpe en golvende nagels heeft (afbeelding 7.35 en 7.36). De nagels lijken te breed voor het nagelbed en veroorzaken dan ook grote problemen. De nagelwallen zijn gezwollen en vaak rood. In het verleden waren de nagelwallen vaak ontstoken met pusvorming en werden de nagelhoekjes tot diep weggeknipt.

Het beleid van de behandeling vanaf het begin is: de nagels laten uitgroeien door steeds de nagelranden zo nodig vrij te maken en te tamponneren met copoline of Clauden. In deze casus dient de linker halluxnagel als voorbeeld.

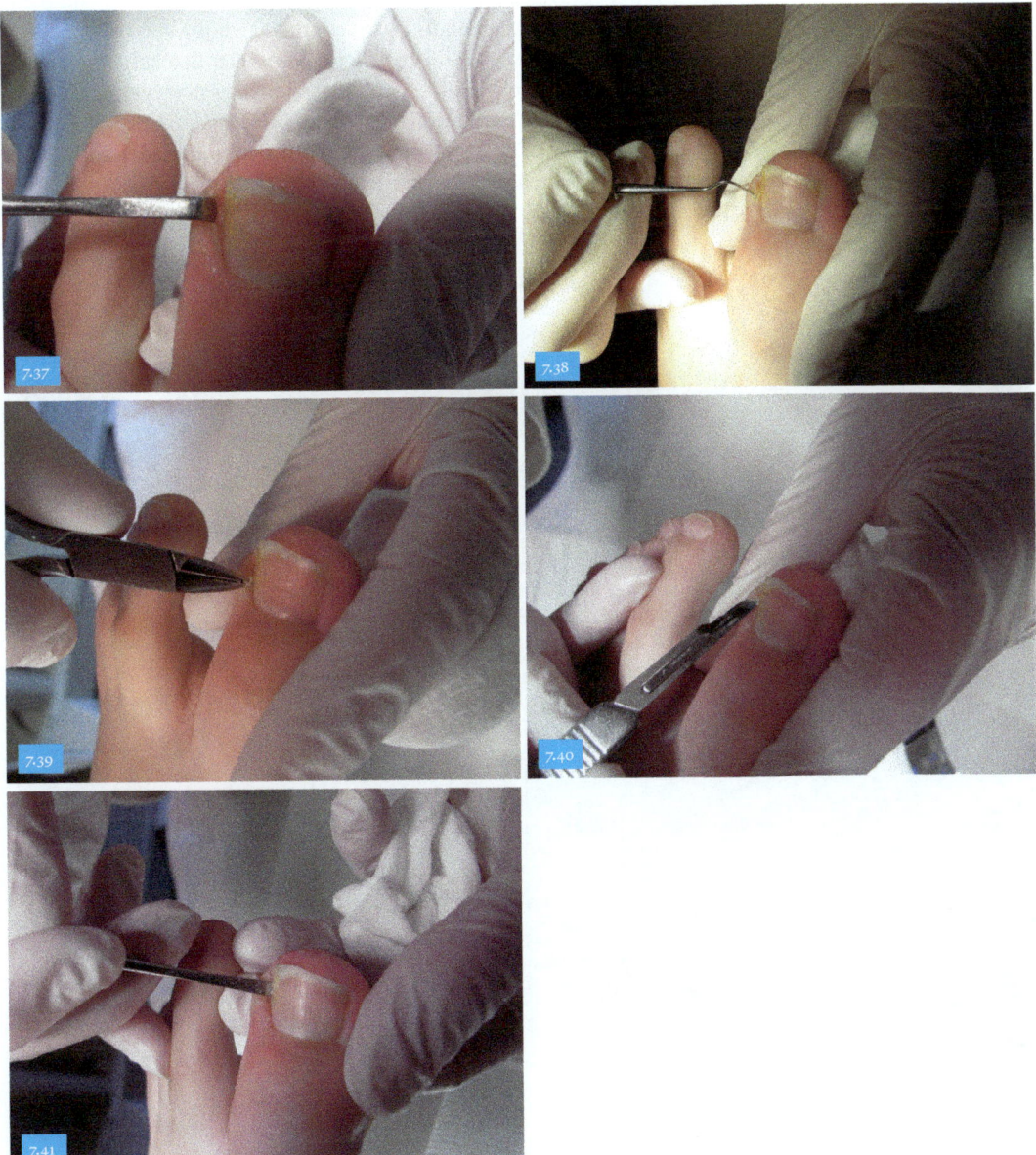

*Afbeelding 7.37, 7.38, 7.39, 7.40 en 7.41*

Ik begin altijd met een grondige inspectie van de nagelplooien door deze met de nagelheffer voorzichtig open te sperren (afbeelding 7.37 en 7.38). Het is belangrijk om te weten of de nagelkant redelijk los ligt en of er wellicht eelt in de nagelwal of nagelplooi zit. Ze vertelt dat er weer wat pus in de nagelwal heeft gezeten en inderdaad is er nog wat gele verkleuring te zien. Het pusblaasje is echter uitgedroogd en tijdens het verwijderen van de nagelsubstantie uit de nagelplooi kom ik de restjes hiervan tegen (afbeelding 7.38 en 7.39). Ze is inmiddels gewend aan deze vervelende aandoening en begint bij lichte ontstekingsverschijnselen meteen met de douchekop te sprayen en met Sterilon te desinfecteren. De laatste tijd is dat gelukkig niet meer zo vaak nodig, want er ontstaan bijna geen ontstekingen meer. De laatste restjes huid en velletjes verwijder ik met het hoek- of vellentangetje, lichte eeltrandjes met mesje 15 en daarna volgt nogmaals een grondige inspectie door middel van de nagelheffer (afbeelding 7.40 en 7.41). Tot slot wordt de nagel met Clauden getamponneerd, waarna we hopen dat er de komende zes weken geen klachten zullen ontstaan (afbeelding 7.42 t/m 7.44).

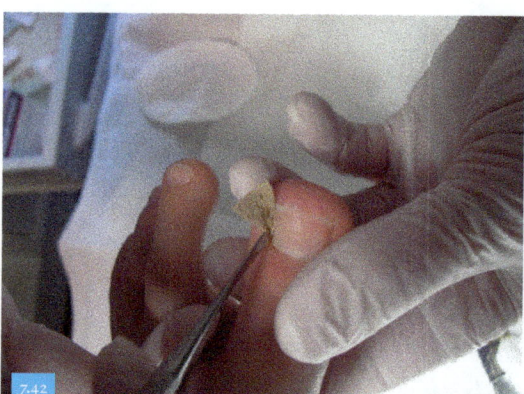
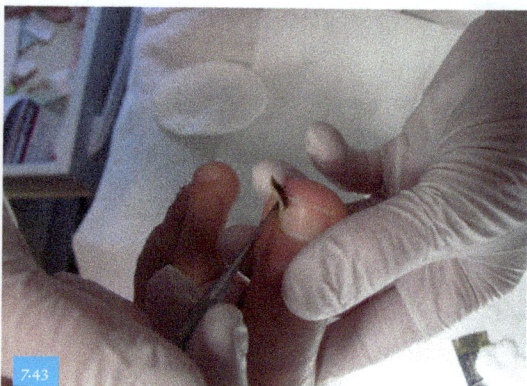
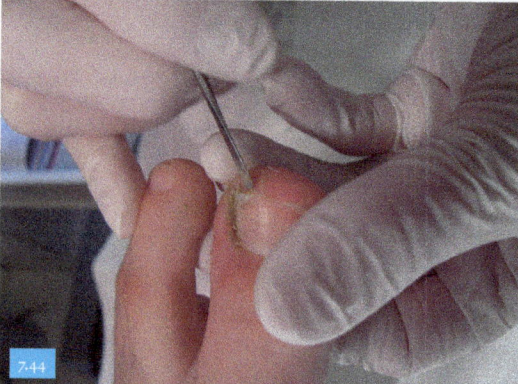

*Afbeelding 7.42, 7.43 en 7.44*

## 8 Hyperkeratose en clavus subungualis (eelt en likdoorns onder de nagel)

Door druk en wrijving kunnen er eelt en likdoorns ontstaan. Dit kan, net zoals in de huid, variëren van een gering en dun stukje eelt tot een likdoorn die vanuit de teentop tot halverwege onder de nagel zit. De meest voorkomende oorzaken voor eelt en/of likdoorns onder de nagel of in de nagelplooi zijn in feite dezelfde als bij de ingroeiende nagels (zie hoofdstuk 7). Ook daarbij komen de teentoppen en dus de nagels in de knel te zitten, waardoor eelt en likdoorns ontstaan. Door middel van de volgende casuïstiek zal ik hier nader op ingaan.

**Nieuwe lakschoenen voor de bruiloft**

Eigenlijk hoort deze eerste afbeelding (8.1) min of meer thuis bij de verwaarloosde nagelserie.

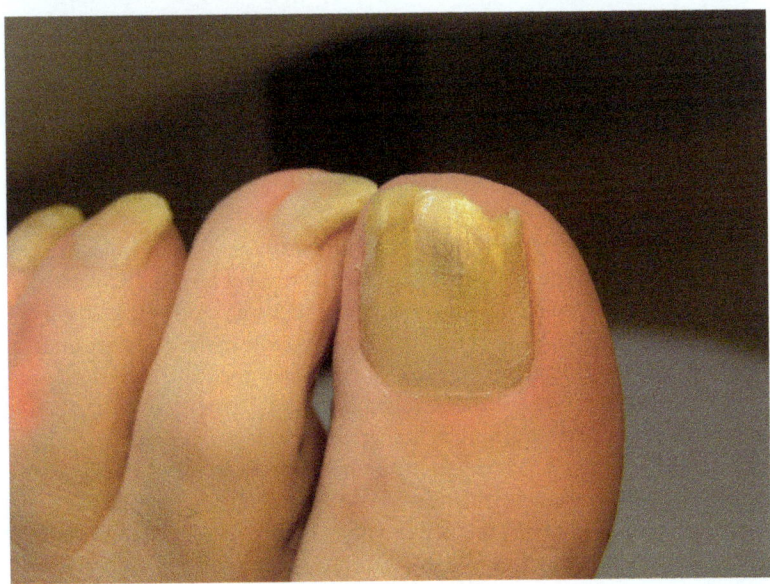

*Afbeelding 8.1*

Duidelijk is te zien dat een pedicurebezoek lang geleden is of zelfs nooit heeft plaatsgevonden. Nu heeft deze mevrouw een uitermate pijnlijke teen (afbeelding 8.1). Ze loopt thuis al enkele weken met een oude pantoffel waar ze ter hoogte van de hallux een stuk uitgeknipt heeft. Nadat de nagel geknipt is wordt al snel duidelijk dat het hier een forse likdoorn onder de nagel betreft. Alleen ernaar kijken doet al zeer, bij wijze van spreken. Met een hardstalen vrij grote bolkopfrees wordt voorzichtig om de donkere plek op de nagel heen gefreesd. Langzaam maar zeker baant het freesje zich, zonder enige druk te geven en in een hoek van 45 graden, een weg door de nagelplaat in een halfronde cirkel naar het distale uiteinde toe. Als dit gedurende een tijdje wordt gedaan wordt de nagelplaat langzaam doorgeslepen en wordt de donkere verkleuring zichtbaar. Deze verkleuring bestaat uit eelt (hyperkeratose subungualis) gemengd met gestold bloed. De druk op de nagel heeft onder de nagel bloedvaten kapot gedrukt. Dit bloed kan niet naar buiten en stolt vervolgens onder de nagel in het eelt.

*Afbeelding 8.2*

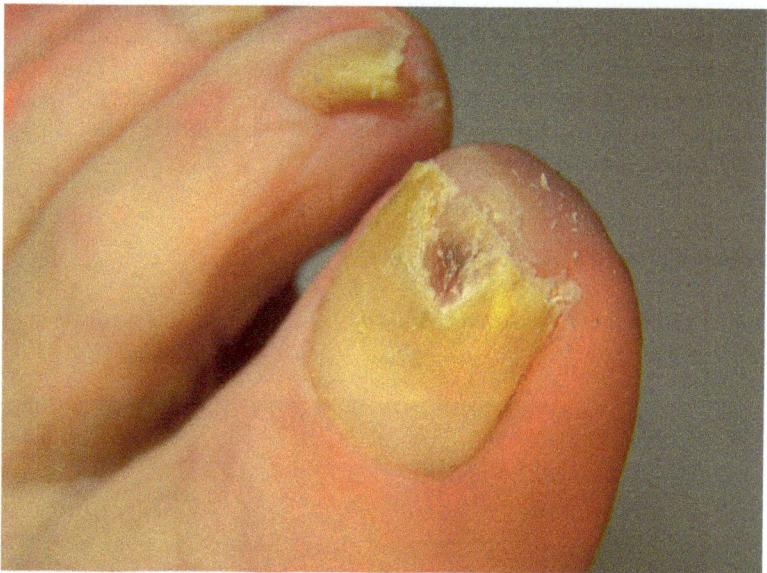

Deze bloedkorrels moeten verwijderd worden! Dit gaat ook prima met een bolkopfreesje. Voor de veiligheid ga ik hier liever over op een diamantbolkopje. Op een gegeven moment wordt het gevoelig en stop ik (zie afbeelding 8.2). Onder geen voorwaarde wil ik een wondje maken bij deze oudere dame. Ik doe honingzalf op haar teen, omdat deze goed antibacterieel werkt en een pleister die ze tot de volgende dag laat zitten. Als ze dan een gevoelige teentop heeft, kan ze er nog gerust enkele dagen een pleister op plakken. Ik maak met haar een nieuwe afspraak voor over twee weken.

Na twee weken komt ze laaiend enthousiast terug want ze heeft niets meer gevoeld. Wat hebben we toch een mooi beroep, denk ik dan! De nagel ziet er goed uit maar er zijn nog wel wat eeltresten zichtbaar (zie afbeelding 8.3).

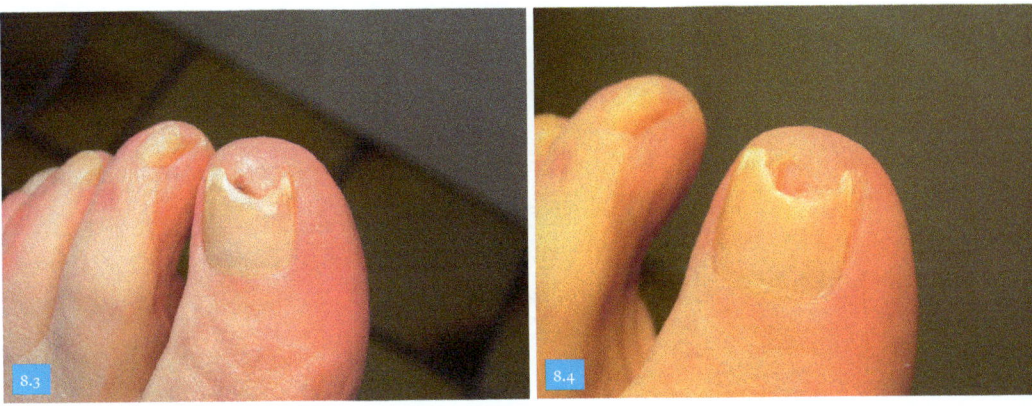

*Afbeelding 8.3 en 8.4*

Deze worden voorzichtig met een diamanten bolkop verwijderd en een diepe en schone huidplooi is zichtbaar onder de nagel (zie afbeelding 8.4).

Oorzaak van al dit leed: een paar nieuwe lakschoenen voor de bruiloft van haar dochter!

**Siliconen teendopje**

Soms komen cliënten met klachten en lijkt er op het eerste gezicht niet veel aan de hand. Toch kan het dan vaak gaan om hele vervelende likdoorns. Deze kunnen aan de zijkant maar ook aan de voorkant van een nagel zitten. Bijna altijd worden deze likdoorns veroorzaakt door (brede voeten in) te krap schoeisel. Een klein teentje dat daardoor onder de ernaast liggende teen verdwijnt, kan geholpen zijn met een wijdere schoen, eventueel in combinatie met een siliconen orthese. Een hamerteen die continu de grond raakt kan met dezelfde oplossing geholpen zijn, soms in combinatie met een steunzooltje. Maar als eerste zal de schoenmaat bekeken moeten worden! En als voor dat feestje dan toch die leuke schoentjes aan moeten, is soms een siliconen teendopje (afbeelding 8.5) een uitkomst.

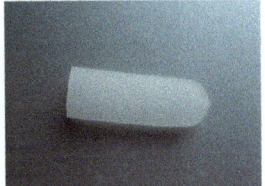

*Afbeelding 8.5*

**Pumps, een maatje te klein**

"Deze teen is veel te lang", klaagt de cliënt en daar zit wel wat in. De teen steekt inderdaad aardig uit de rij, maar toch zal hier in de schoen rekening mee gehouden moeten worden, zowel qua lengte als ook qua breedte in het tenengedeelte. En dat is iets waar mevrouw geen zin in heeft. Ze draagt het liefst pumps. Weliswaar niet met hoge hakken, maar de schoen is een maatje te klein en loopt bij de tenen spits toe. Een likdoorn is het gevolg (zie afbeelding 8.6). In dit soort gevallen is een bolkopfreesje niet te missen. Beginnend met een grote maat en langzaam naar een kleiner maatje, kan het likdoorntje goed uitgeslepen worden (zie afbeelding 8.7). De pijn is

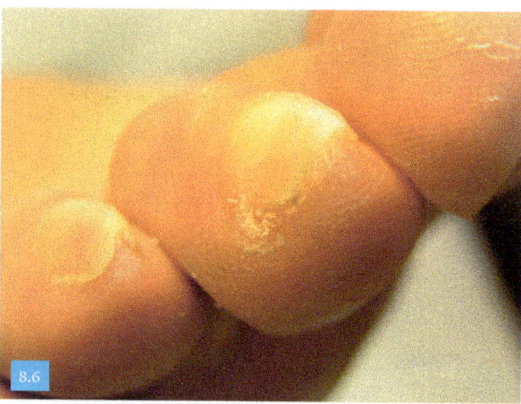
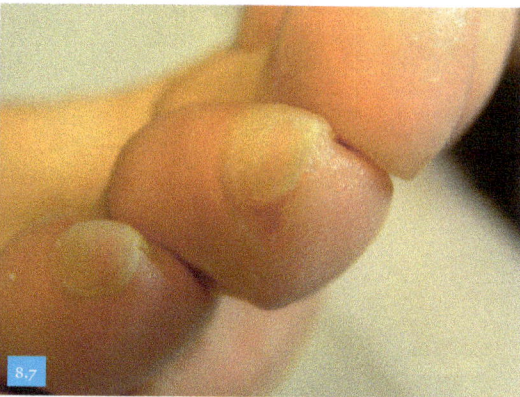

*Afbeelding 8.6 en 8.7*

daarna weer een tijdje verdwenen. Als mevrouw niet naar het schoenadvies wil luisteren, namelijk de juiste lengte- en breedtemaat, dan is een pedicurebehandeling elke vijf tot zes weken noodzakelijk.

**Veel pijnklachten**

Bij deze nagel is duidelijk te zien dat de oorspronkelijke nagel veel breder is dan het gedeelte dat nu nog nagel is (afbeelding 8.8). De rest is veranderd in eelt, omdat er continu op de zijkant van de nagel wordt gelopen. Als de cliënt hier geen last van heeft, frees ik het totale gebied mooi aansluitend glad met een fijne diamantfrees. Nu er echter veel pijnklachten zijn, frees ik wat dieper door en zie aan de laterale zijde een donder plekje zitten. Bij palpatie is dit het plekje dat erg zeer doet en dus ga ik door met een bolkopfreesje. Langzaam maar zeker wordt duidelijk dat er hier een likdoorn zit. Deze wordt weggeslepen met bolkopfreesjes opvolgend van groot naar klein (afbeelding 8.9).

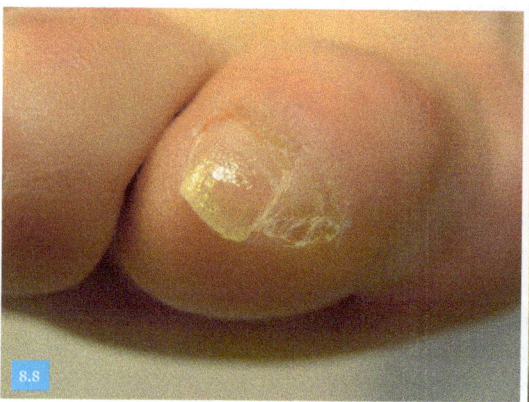
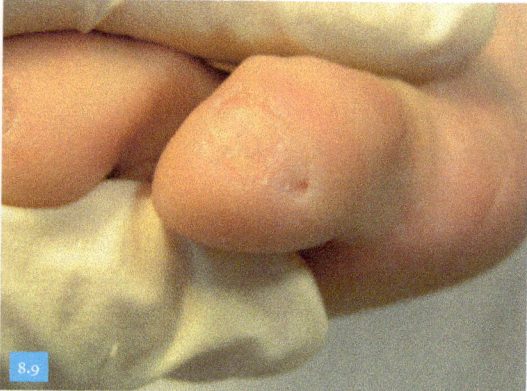

*Afbeelding 8.8 en 8.9*

## Door durven gaan

De cliënt meldt een vervelende pijn aan de teentop, waarschijnlijk door een te dikke nagel. Echter nadat de nagel dun is geslepen, bestaat de pijn nog steeds in hevige mate (afbeelding 8.10). Reden om met een bolkopfreesje voorzichtig af te tasten en met aanstippende bewegingen te frezen zo lang als het kan. Uiteindelijk blijkt er een diepe likdoorn frontaal onder de nagel te zitten. Het motto bij deze aandoeningen is vaak: door durven gaan. Als het frezen of snijden met lichte, voorzichtig aftastende bewegingen gebeurt, kan er nooit een grote wond gemaakt worden (afbeelding 8.11). De likdoorn laten zitten is kwalijker!

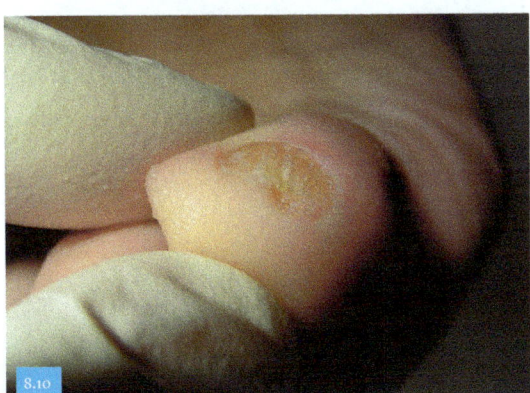
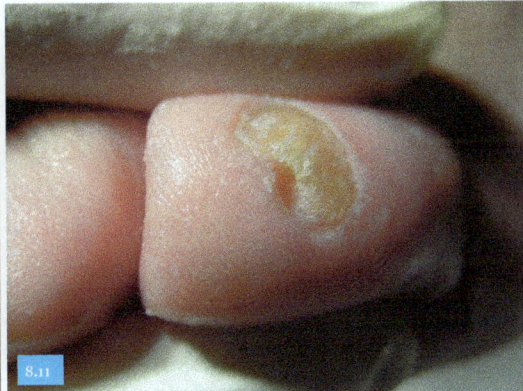

Afbeelding 8.10 en 8.11

## Twee consulten en een paar verloren schoenen

Wanneer iemand een voorvoet heeft met tenenstand zoals op afbeelding 8.16 te zien is, is het niet vreemd dat hier klachten ontstaan.

Echter wanneer de schoen de goede maat heeft en er een goed passende steunzool wordt gedragen, kan het jaren goed gaan. Daarvan getuigde deze cliënt die nu de fout in is gegaan door instapschoenen te kopen. Zoals eerder gezegd in dit boekje worden instapschoenen vaak een halve maat te klein gekocht, omdat de voet er anders uit kan slippen. Dat was ook hier het geval. Het resultaat was een uitermate pijnlijke (rigide!) hallux-top. Mevrouw kon amper meer lopen. In eerste instantie had ze nergens last van gehad. Gezien het feit dat mevrouw diabetes mellitus heeft en haar oppervlakkige gevoel niet volledig intact is, is dit goed te verklaren. Op een gegeven moment echter kreeg ze hevige klachten. Op afbeelding 8.12 is duidelijk te zien waarom: een forse hoeveelheid eelt onder de teennagel.

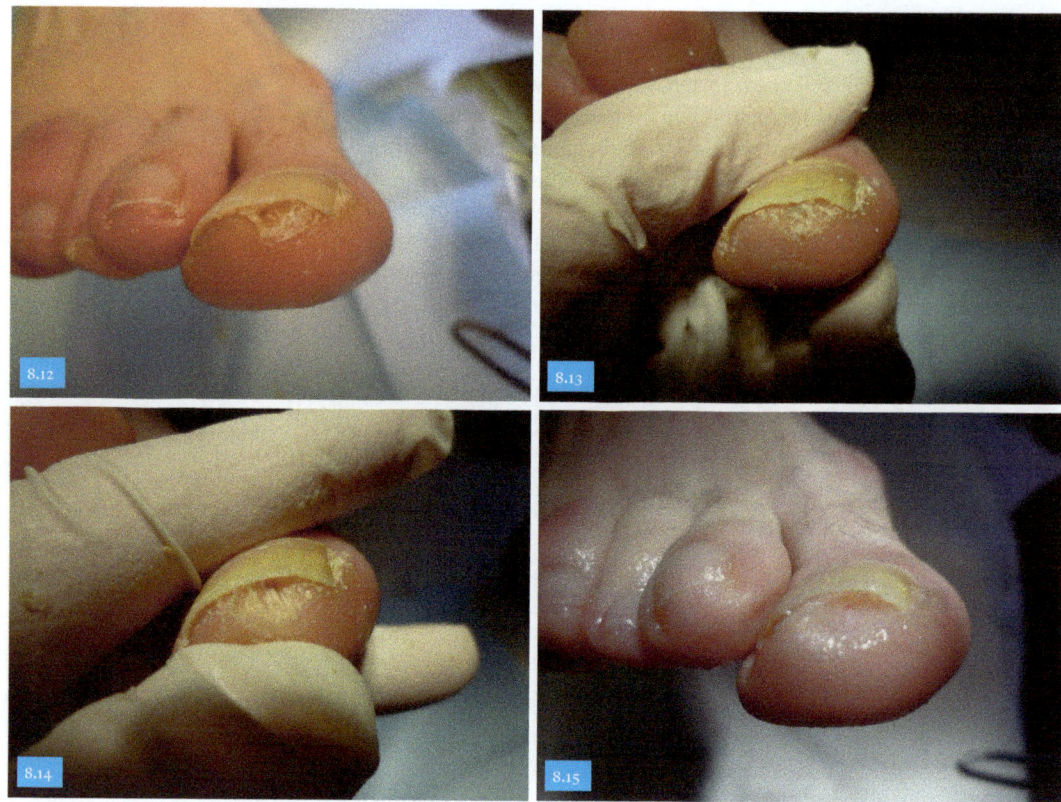

*Afbeelding 8.12, 8.13, 8.14 en 8.15*

Eerst probeer ik met mesje 15 en met een Klingemesje zoveel mogelijk eelt te verwijderen, maar dat is lastig onder de teennagel. De grootste bolkopfreesjes van roestvrij staal komen er aan te pas, maar het is een moeilijk te bereiken eeltmassa (zie afbeelding 8.13). Aangezien mevrouw diabetes mellitus heeft kan ik niet met een salicylpakking werken. Ook wondjes maken is uit den boze. Na veel snijden, frezen en krabben is een flinke massa eelt verwijderd (zie afbeelding 8.14).

Vervolgens werk ik verder met diverse soorten bolkopfreesjes en uiteindelijk blijkt het eelt tot zeer diep onder de nagel te zitten. Mevrouw verlaat de praktijk met een pijnvrije teen, maar met verder onverzorgde voeten (zie afbeelding 8.15). Dat liet de tijd niet toe, gezien het vele werk aan de halluxnagel.

"Dit kost me twee consulten en een paar verloren schoenen", aldus mevrouw. Want dat ze die nooit meer draagt, staat als een paal boven water!

# 8 Hyperkeratose en clavus subungualis (eelt en likdoorns onder de nagel)

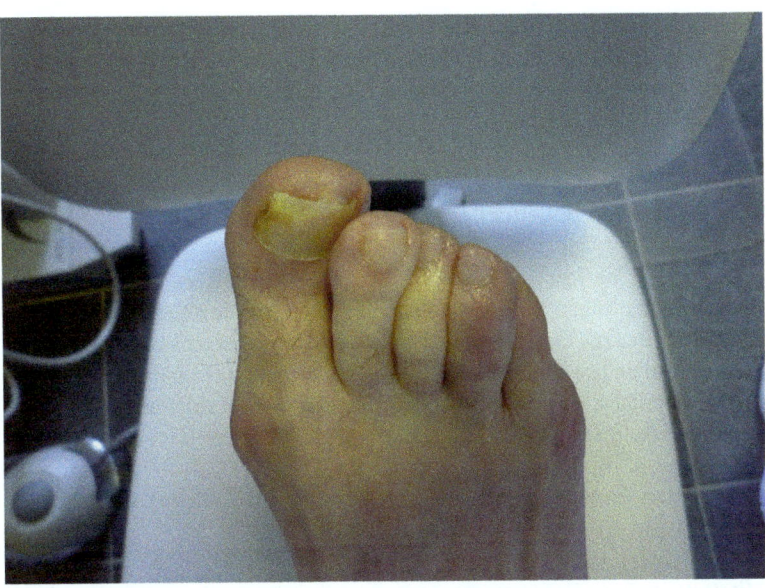

*Afbeelding 8.16*

## Schoenmaat 48

De teennagel van deze cliënt (afbeelding 8.17) is al zestig jaar zo kort. Dit heeft te maken met het feit dat hij schoenmaat 48 heeft en als klein jongetje, zo'n zeventig jaar geleden, kon hij die maat nergens kopen. Hij heeft dus een groot gedeelte van zijn leven met maat 45 gelopen. De nagel is er vaak afgevallen en groeide dan gehavend weer aan. De laatste tien jaar echter koopt meneer zijn schoenen groot genoeg, maar de meeste schoenmerken gaan maar tot en met maat 47. De verleiding was enkele maanden geleden erg groot om toch die mooie schoenen in maat 47 te kopen, met als gevolg een vervelend pijnlijke teentop. Dit is eigenlijk geen nagelprobleem, maar een probleem door het ontbreken van de nagel! Hier komt de bescher-

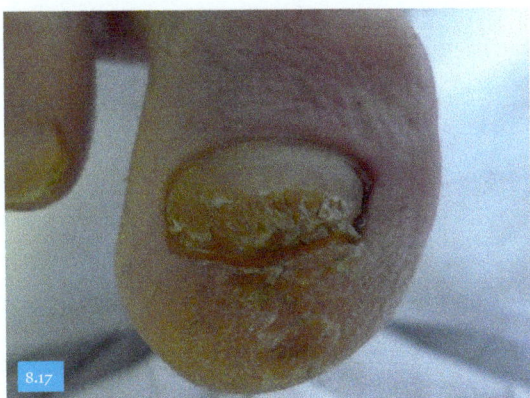 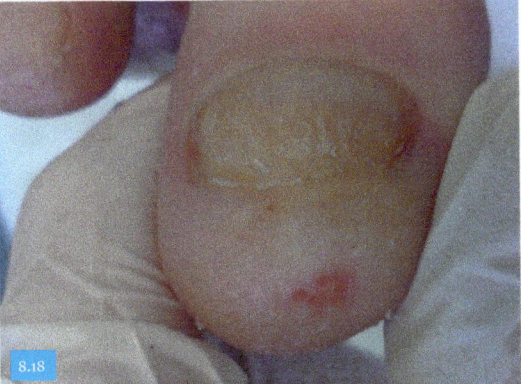

*Afbeelding 8.17 en 8.18*

mende functie van de nagel duidelijk naar voren. Het eelt wordt verwijderd met mesje 15 en met een fijne diamantfrees. Op de top zat een dik stukje naar binnen gedrukt eelt. Dit verklaart het rode plekje na het verwijderen daarvan (afbeelding 8.18).

**Nog levende nagelbedcellen**

Deze nagel (afbeelding 8.19) heeft enkele jaren geleden een wigexcisie ondergaan, maar niet alle nagelbedcellen zijn zorgvuldig doodgemaakt met fenol door de arts. Het gevolg is een stukje nagel dat steeds vanuit de matrix, los van de rest van de nagel, uitgroeit en diep achterin de nagelplooi eelt veroorzaakt. Eerst wordt het losse nagelsplintertje met een hoektangetje diep weggeknipt en het eronder liggende stukje eelt wordt met een bolkopfreesje uit de proximale nagelplooi gefreesd. Hiervoor ga ik langs de cliënt zitten, zodat de kop van het freesje horizontaal zijn werk kan doen (afbeelding 8.21).

Uiteindelijk is de plooi helemaal schoon, pijnvrij en vrij van eelt (zie afbeelding 8.20).

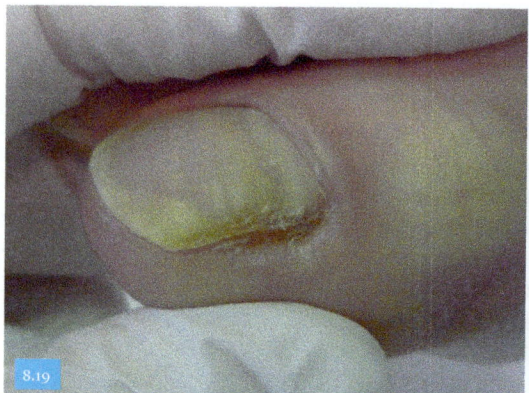
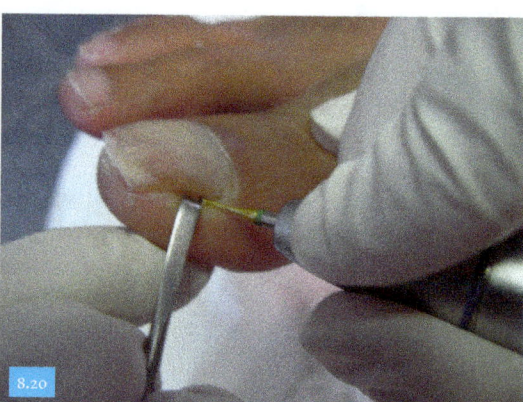
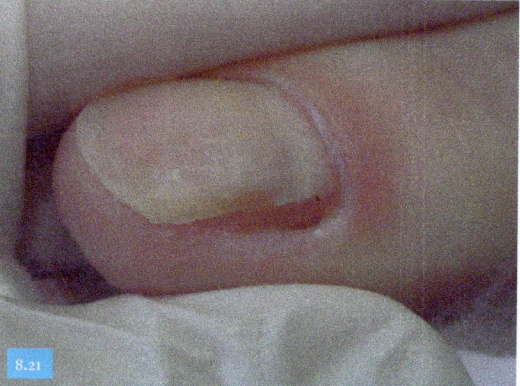

*Afbeeldingen 8.19, 8.20 en 8.21*

## Rigide teen

Rigide tenen kunnen voor grote problemen zorgen, zeker wanneer de neus van de schoen niet voldoende hoogte heeft. De top van de teen stoot dan continu tegen de bovenkant van de schoen. Als de cliënt bovendien de nagels veel te lang niet knipt, komt er nog meer druk op de bovenkant van de nagel. Hierdoor kan, zoals op afbeelding 8.22 te zien is, een likdoorn ontstaan (zie de zwarte vlek onder de nagel). Een dergelijke likdoorn veroorzaakt forse pijnklachten. Bij deze nagel is het alleen nodig om een gaatje in de nagel te frezen. Met een hardstalen bolkopfreesje gaat dit het beste. Door de snijkantjes glijdt het freesje gemakkelijk door de nagelplaat heen en ervaart de cliënt amper of geen pijn. Op afbeelding 8.23 is te zien dat er gefreesd is tot precies op het (goed doorbloede) nagelbed. Deze nagel is moeiteloos en pijnvrij uitgegroeid.

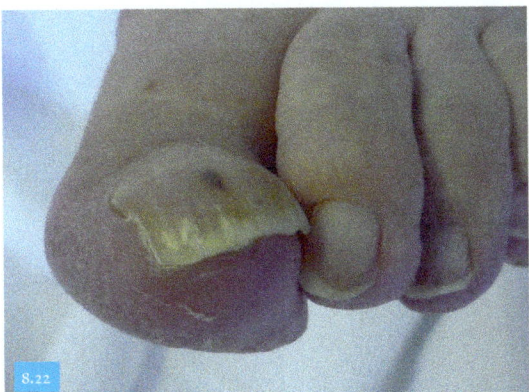 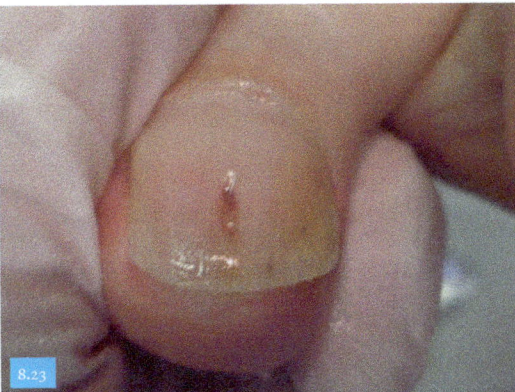

*Afbeelding 8.22 en 8.23*

# 9 Verwaarloosde nagels

Ook in 2010 treft de pedicure nog steeds verwaarloosde nagels aan bij cliënten, ofwel nagels die al zeer geruime tijd niet meer verzorgd zijn. Het kan zijn dat de nagels al veel te lang niet geknipt zijn, waardoor deze om de teentop heen groeien. Maar het is ook mogelijk dat er sprake is van hypertrofische nagels die al jarenlang nooit dunner gefreesd en/of geknipt zijn. Vaak is er sprake van een schimmelinfectie of van een ramshoornnagel (onychogryphosis). Het komt niet zelden voor dat een (medisch) pedicure gebeld wordt door de wijkverpleging wanneer een persoon is aangetroffen met totaal verwaarloosde voeten.

De volgende casussen gaan over het behandelen van de verwaarloosde nagels.

**Niet echt geïnteresseerd**

Een cliënt met sterk verwaarloosde nagels kwam in 2008 via de wijkverpleging in de praktijk (zie afbeelding 9.1 t/m 9.3).

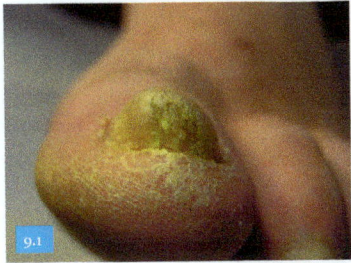 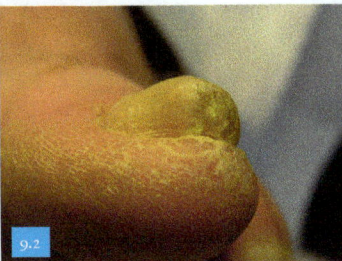 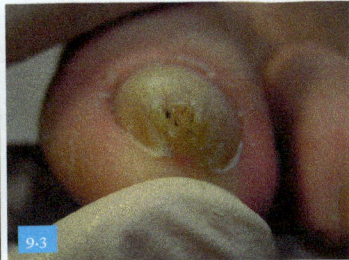

*Afbeelding 9.1, 9.2 en 9.3*

Het resultaat was niet naar mijn tevredenheid, want ik wilde er graag een mooie dunne nagel van maken. Maar het probleem bij dit soort verwaarlozing is dat het totale nagelbed bol mee gaat groeien in de nagelplaat. De verhoornde nagelplaat die veel druk geeft in het nagelbed, en het nagelbed zelf, vergroeien als het ware met elkaar. Het lijkt daarom alsof de nagel nog veel te dik is, maar bij dunner frezen gaat de nagel absoluut bloeden. In de nagelplooien was erg veel druk ontstaan door de sterk hypertrofische nagel en het kostte veel werk om deze nagel en de nagelomgeving volledig druk- en eeltvrij te maken. Hiervoor is een grove en een fijne diagonaal geslepen frees gebruikt, evenals een diamanten peer en enkele verschillende dikten fissuurfrezen. Uiteindelijk verliet de man zonder pijn de praktijk en beloofde om na twee maanden een nieuwe afspraak te maken. Meteen afspreken wilde hij liever niet, omdat hij vaak in het buitenland werkt.

Ondanks deze belofte kwam hij pas een jaar later. Weliswaar zagen de nagels er niet meer zo verwaarloosd uit als in 2008, maar hij had natuurlijk veel eerder terug moeten komen. De nagels werden weer dun gefreesd en deze keer heb ik van de linker- en rechtervoet afbeeldingen gemaakt. Van

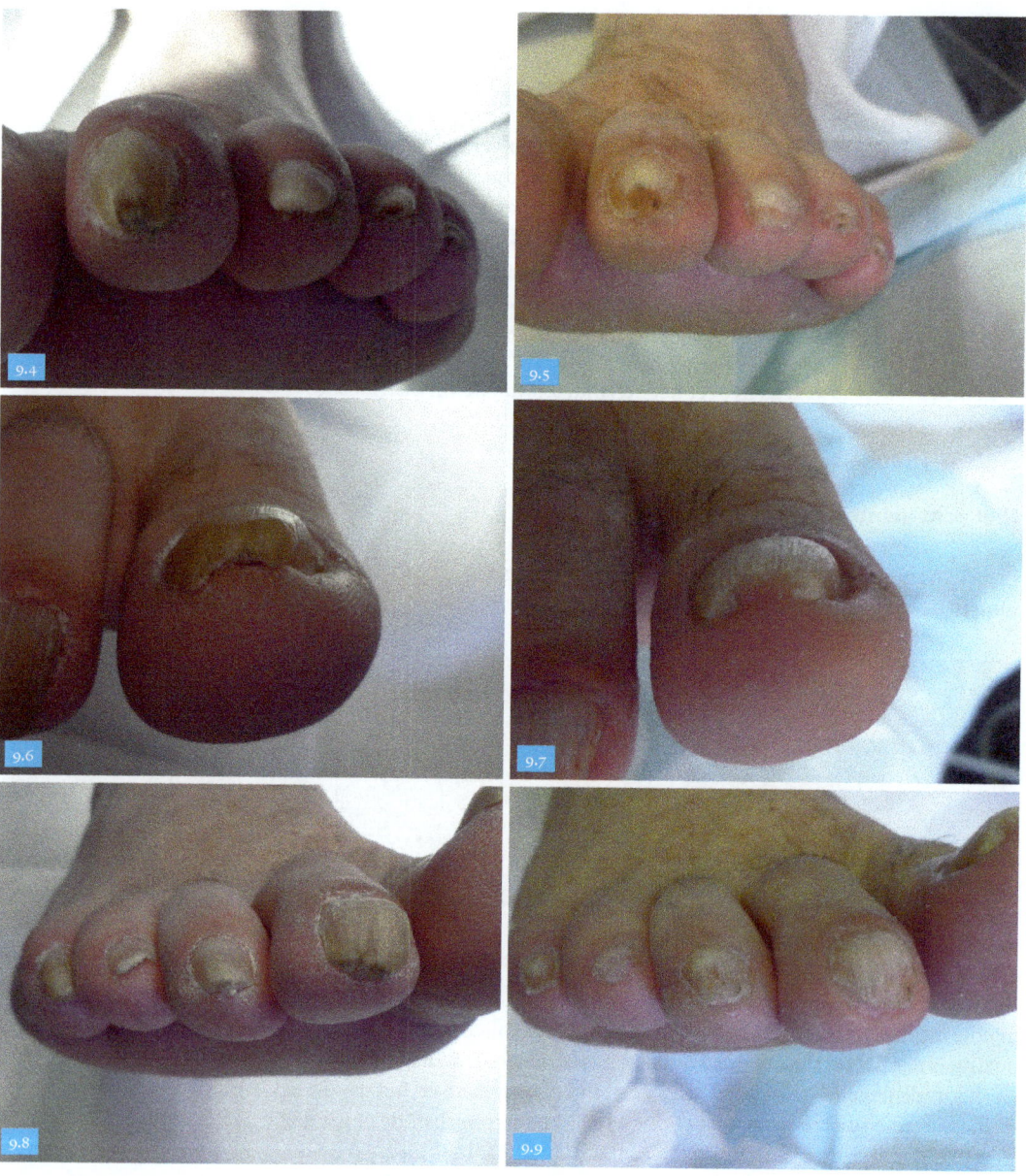

*Afbeelding 9.4, 9.5, 9.6, 9.7, 9.8 en 9.9*

de linkervoet was helaas de afbeelding van de halluxnagel niet scherp, maar wel zien we het verschil ten opzichte van 2008 van de kleine tenen (zie afbeelding 9.4 t/m 9.9 - telkens de situatie vóór en na behandeling).

De man was uitermate tevreden met het resultaat, maar vond het tot op heden kennelijk toch niet de moeite waard om de nagels weer te laten verzorgen.

**De rechtersok blijft aan**

Deze man komt al jaren met een frequentie van twee keer per jaar in verband met een vervelende likdoorn op de kleine teen van zijn linkervoet. Verder geeft hij aan absoluut nergens last van te hebben en hij weigert dan ook consequent om de sok van de rechtervoet uit te doen. Ik heb geen probleem met een deelbehandeling. Daarvoor heb ik een speciaal aangepast tarief.

Als hij weer een afspraak maakt, vraagt hij mij aan de telefoon of ik ook even de nagels van zijn andere voet wil knippen. Dat is geen punt en ik leg hem uit dat hij dan een volledig tarief betaalt. Dat vindt hij prima.

U begrijpt dat ik onaangenaam verrast was toen hij zijn rechter sok uittrok (zie afbeelding 9.10 t/m 9.12) en ik kon me niet aan de indruk onttrekken dat hij zich ietwat ongemakkelijk voelde.

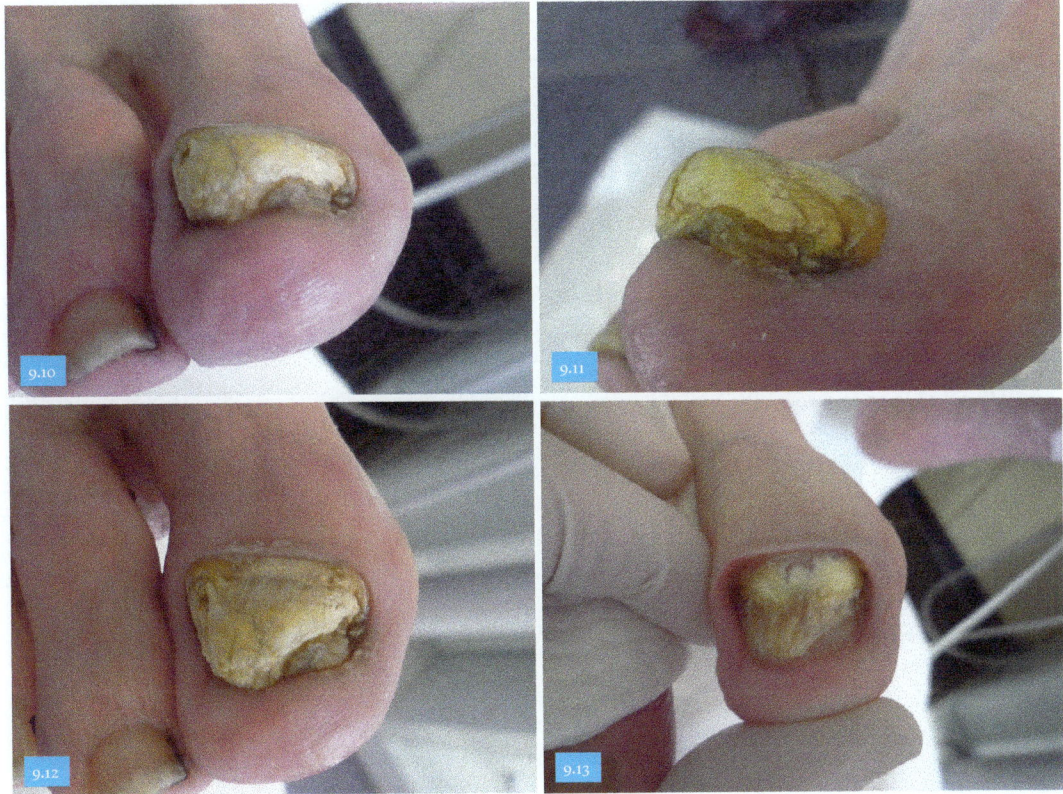

*Afbeelding 9.10, 9.11, 9.12 en 9.13*

Het frezen van een dermate verwaarloosde mycosenagel is een vies werkje. Bovendien is het altijd even afwachten of de nagel echt dun gefreesd kan worden in verband met het doorgroeien van het nagelbed in de verhoornde nagel. In dit geval vlogen mij echter letterlijk de stukken om de oren, ondanks dat ik een middelgrof getande frees gebruikte. Toen het dikste gedeelte gefreesd was, heb ik met de nagelheffer gepalpeerd en er braken hele stukken nagel af. De man vroeg mij om de nagel gewoon zo ver mogelijk weg te halen. "Dan ben ik er weer een tijdje vanaf", aldus de cliënt. Ik varieer de frezen van groot naar klein en van gemiddeld grof naar fijn getand. Met een fijne diamantpeer wordt de nagel afgewerkt (afbeelding 9.13). Mijn advies om de schimmel te (laten) behandelen vindt cliënt 'echt niet nodig'.

**Prettig in de wandelschoenen**

Op de afbeeldingen (9.14 en 9.15) zijn de teennagels van een mevrouw te zien die erg veel wandelt, waarbij geregeld een of meerdere nagels van de teen afgaan. De huidige nagels zijn aangetast, waarschijnlijk door mycose. Ze liggen los (onycholysis) en zijn hypertrofisch. Als deze nagels dun gefreesd worden, dan is van tevoren duidelijk dat er stukken afbreken. Dit vindt mevrouw geen probleem, want door de hypertrofie is er veel druk in de nagelplooien ontstaan en daar heeft ze veel pijn van. Ze wil de

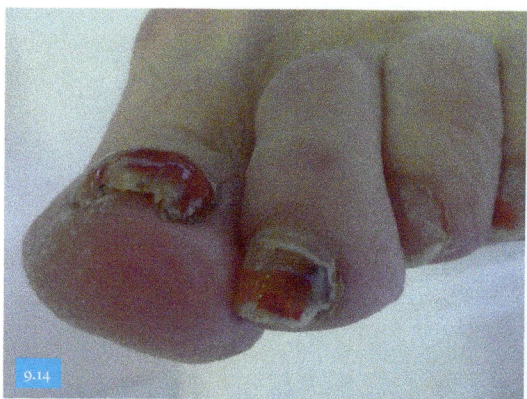
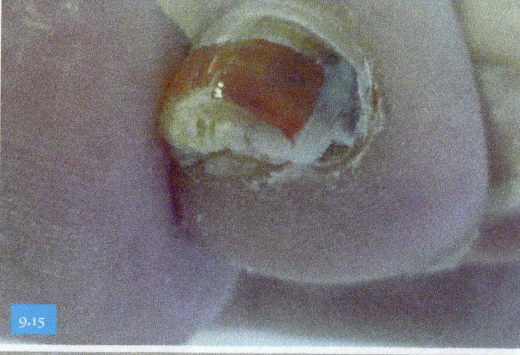
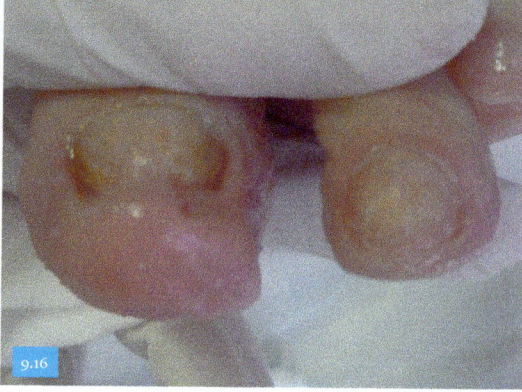

*Afbeelding 9.14, 9.15 en 9.16*

nagels absoluut goed dun gefreesd hebben, zodat ze weer prettig in de wandelschoenen kan lopen zonder drukpijn. De nagels eerst knippen is geen optie, want daarvoor zijn ze veel te dik. De nagels worden met een fijn getande frees van proximaal naar distaal geslepen om zo weinig mogelijk stukjes af te laten breken. Het voorste stuk ligt echter volledig los en breekt uiteraard af. Dit is niet te voorkomen. De nagel kan gelukkig redelijk dun gefreesd worden en mevrouw is er heel blij mee (zie afbeelding 9.16). Nadat ze de schoen heeft aangetrokken zegt ze overgelukkig te zijn dat ze weer pijnloos kan wandelen.

### Een heel onverzorgde infectie

Deze verwaarloosde nagels (afbeelding 9.17 t/m 9.20 - de situatie vóór en na behandeling) zijn een goed voorbeeld van een schimmelinfectie die al tijden niet verzorgd is. De nagels gaan niet stuk. Ook na het frezen blijven ze redelijk intact. Er breken wel kleine stukjes af, maar dit blijft gelukkig tot een minimum beperkt.

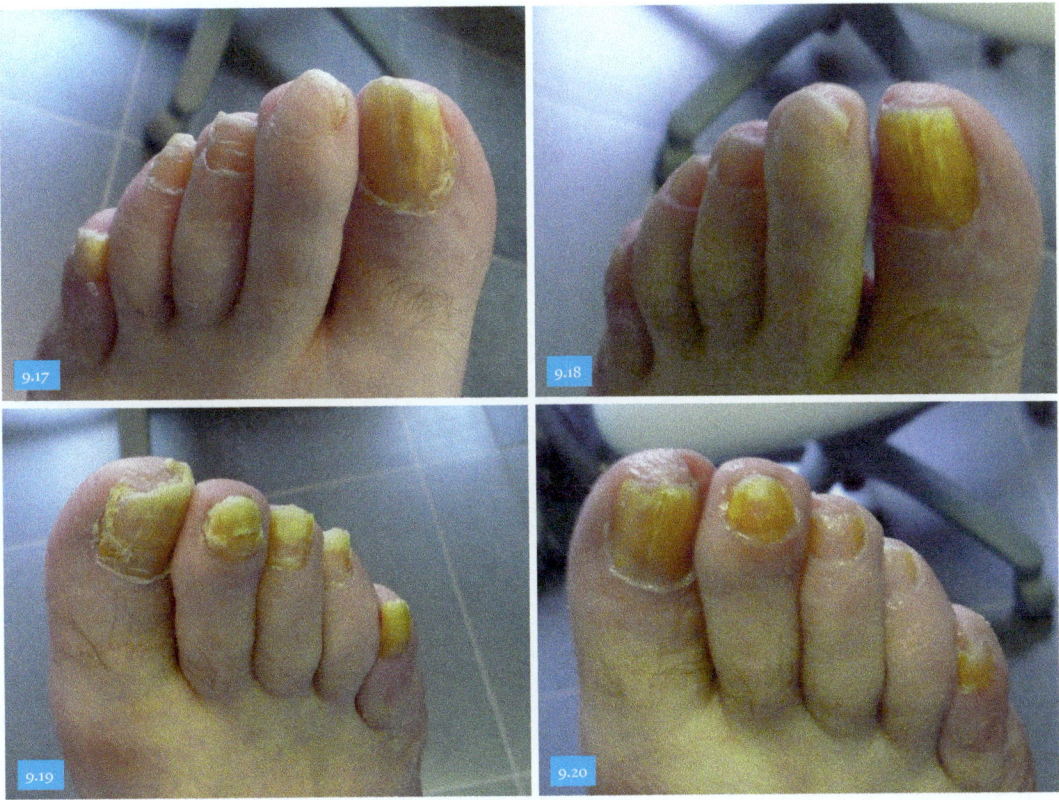

*Afbeelding 9.17, 9.18, 9.19 en 9.20*

## 10 Nageltrauma

Een nageltrauma kan op diverse manieren plaatsvinden, maar in alle gevallen raakt de nagel van de teen beschadigd. De schade kan variëren van een pijnlijke nagel tot volledig blauwe nagels. Het trauma kan optreden door:
- een zwaar gewicht dat op de teen valt;
- stoten;
- te kleine schoenen;
- overmatig sporten waarbij de voet naar voren schiet in de schoen.

De gevolgen zijn soms beperkt en na weinig tijd weer hersteld, maar het kan ook een jaar duren voordat er een nieuwe nagel uitgroeit. In sommige gevallen herstelt de nagel helemaal niet meer.

De volgende casuïstiek gaat over het behandelen van nageltrauma.

**Te lange wandeling in te kleine schoenen**

De nagels op de afbeeldingen (10.1 t/m 10.4) zijn blauw geworden door een te lange wandeling in te kleine schoenen. De nagels zijn al enkele maanden blauw en al behoorlijk uitgegroeid. Met de cliënt wordt besproken dat het erg belangrijk is om de nagelplaat te behouden teneinde stootnagels tegen te gaan. De nagels worden geknipt en gedruppeld met een weekmakend preparaat. Met de excavator wordt onder de nagels heel zorgvuldig schoon gekrabd. Hierbij komt veel oud gestold bloed vrij. Bovenop worden de nagels alleen met een fijne diamant glad gefreesd.

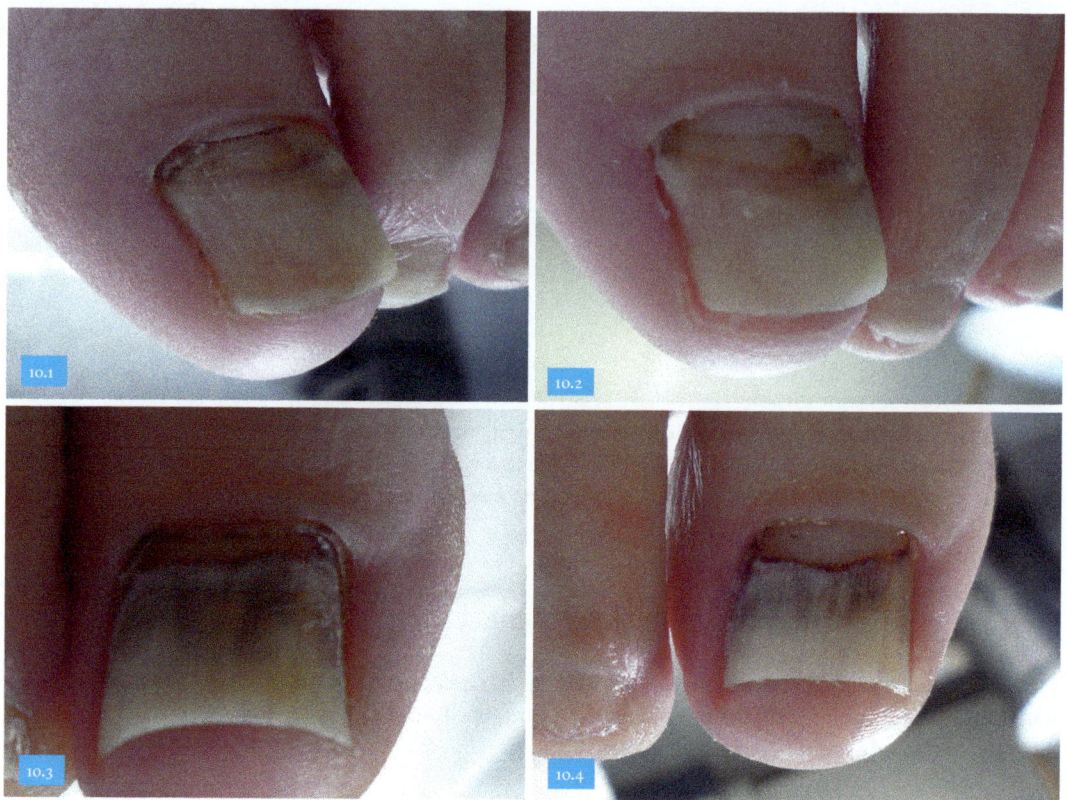

*Afbeelding 10.1, 10.2, 10.3 en 10.4*

**Zware steen**

Deze nagel (afbeelding 10.5) is ooit getroffen door een zware steen en hierdoor onherstelbaar beschadigd. De matrix (nagelwortel) is hierbij namelijk geraakt en blijvend beschadigd geraakt. Of een beschadiging blijvend is kan pas na ongeveer een jaar met enige zekerheid gezegd worden. Herstel kan ook later nog plaatsvinden.

Aan de mediale zijde groeit een aparte nagelpunt. Deze wig prikt in de huid van de teentop en veroorzaakt pijn. De nagel is ook hypertrofisch en wordt met een kleine diagonaal getande frees voorzichtig dun geslepen. Het is lastig, omdat de nagelwal gemakkelijk geraakt kan worden. Als alle losse en te dikke nagelgedeelten zijn weggeslepen kan de cliënt weer zeker drie tot vier maanden zonder enige klacht prettig lopen (zie afbeelding 10.6).

# 10 Nageltrauma

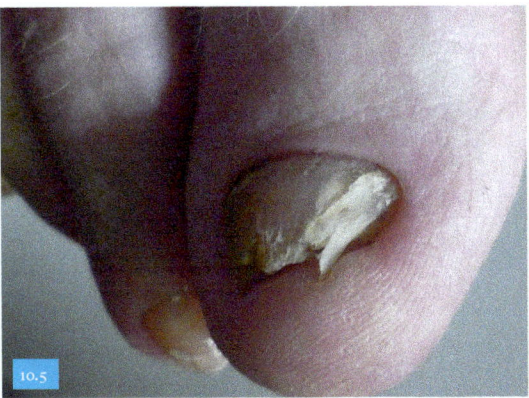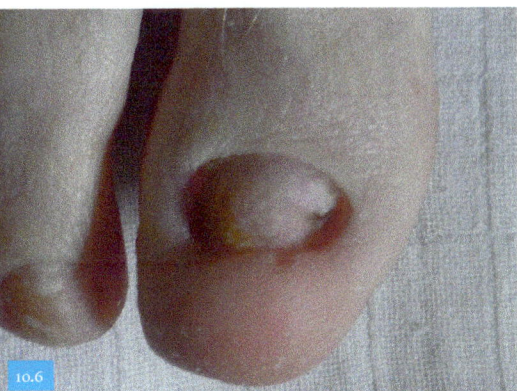

*Afbeelding 10.5 en 10.6*

## Voorzichtig glad slijpen

Deze nagel (afbeelding 10.7) is gedeeltelijk opnieuw aangegroeid nadat deze van de teen afgestoten was. Als bij het uitgroeien van de nagel problemen ontstaan, is nagelreparatie de aangewezen behandeling. Zie hiervoor het hoofdstuk 12. Op dit moment kan tijdens de behandeling alleen het volgende gedaan worden: de nagelplaat voorzichtig glad slijpen met een fijne diamant.

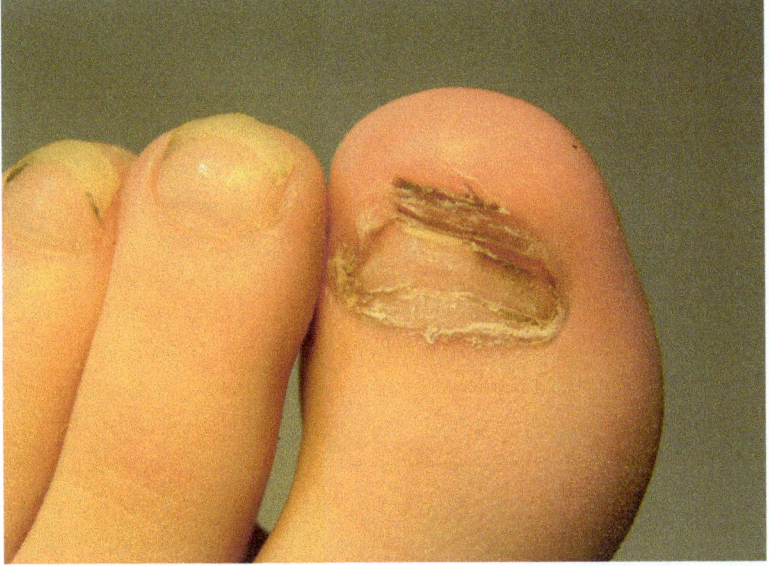

*Afbeelding 10.7*

## Tafelpoot

Deze nagel (afbeelding 10.8 t/m 10.10) is gestoten tegen een tafelpoot. Heel simpel met een klein hoektangetje plat afknippen en met een fijn diamantfreesje glad slijpen.

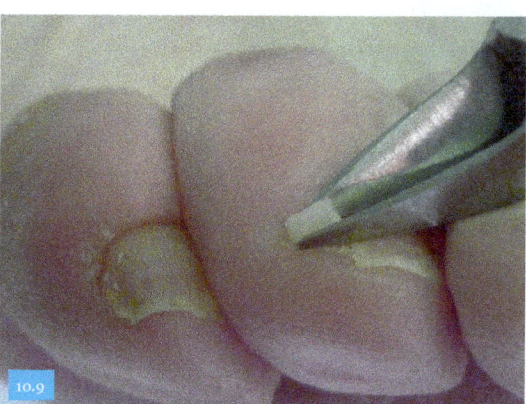

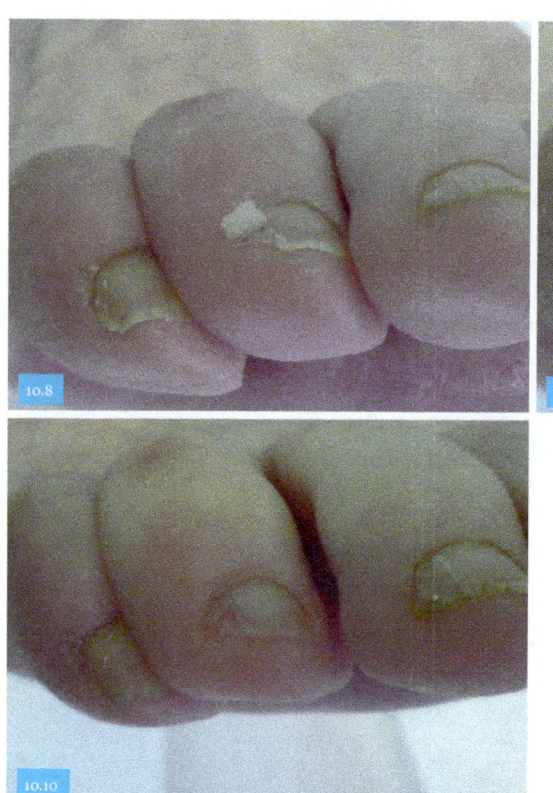

*Afbeelding 10.8, 10.9 en 10.10*

# 11 Nagelbeugeltechnieken

Nagelbeugeltechnieken kunnen bijzonder goed gebruikt worden om ingroeiende nagels te corrigeren. Over nagelbeugeltechnieken kan ik niet volledig zijn, want er zijn zo ontzettend veel verschillende beugels dat deze nooit allemaal benoemd kunnen worden. Graag volsta ik met het benoemen van de technieken die ik zelf veel hanteer, namelijk de stalen spanbeugel en de gouden beugel. Dit zijn enkel voorbeelden en deze zullen in de casussen verwerkt worden, maar *ik wil er met nadruk op wijzen dat precies dezelfde resultaten gehaald zullen worden met andere soorten beugels*.

De achtergrondgedachte bij een nagelbeugel is het zogenaamde hefboomeffect. De beugel wordt als het ware om de gebogen nagel heen gespannen en zal altijd proberen terug te keren in de oorspronkelijke staat. Daar wordt dankbaar gebruik van gemaakt wanneer een nagel te bol staat. De beugel zal de nagel meetrekken en zodoende corrigeren. Bij het correct plaatsen van een nagelbeugel zal de pijn onmiddellijk verminderen of zelfs helemaal verdwijnen. Op termijn hoopt de behandelaar door middel van de beugel te bereiken dat de betreffende nagel geen klachten meer zal geven. Of dit daadwerkelijk zo is, is afhankelijk van een aantal factoren:

- *Is het een aangeboren nagelafwijking?* Zo ja, dan bestaat de kans dat de nagel opnieuw bol zal gaan staan. Een beugel kan dan een zeer prettige doch tijdelijke oplossing zijn. Na verloop van tijd moet vaak weer een nieuwe beugel geplaatst worden.
- *Welke schoenen draagt de betreffende cliënt?* Zijn deze niet passend, te spits of hebben ze te hoge hakken, dan zal het effect van de beugel nihil tot minimaal zijn. De beugel kan dan soms zelfs meer last veroorzaken dan voorheen, omdat deze gaat knellen in de te strakke schoenen.
- *Zijn er standsafwijkingen aan de tenen en/of voeten?* Zo ja, dan is de beugel vaak een prettig hulpmiddel, maar geen blijvende oplossing. Er zal vaak na verloop van tijd ook hier een nieuwe beugel geplaatst moeten worden.
- *Kan de beugel voldoende naar proximaal geplaatst worden?* Als de beugel slechts op het uiteinde geplaatst kan worden omdat het anders te pijnlijk is of omdat de nagel niet los ligt in de nagelplooi, dan is het effect veel minder dan wanneer de beugel flink proximaal geplaatst kan worden.

Al deze factoren kunnen een rol spelen bij het slagen van een nagelcorrectie door middel van een beugel. Er zijn cliënten die bijvoorbeeld gedurende drie tot vier maanden een nagelbeugel dragen en vervolgens hebben ze een jaar lang geen klachten meer. Daarna moet er dan weer een nieuwe beugel geplaatst worden. Het kan ook voorkomen dat een cliënt één keer een beugel krijgt en daarna nooit meer klachten heeft. Dit is individueel en niet van tevoren te voorspellen. Het moet dan ook duidelijk met de cliënt besproken worden om geen fout verwachtingspatroon te wekken. Als ondanks alle inspanningen het gewenste resultaat toch niet behaald wordt, kan de cliënt er eventueel voor kiezen om een wigexcisie te laten doen.

Voordat de casuïstiek aan bod komt, wil ik erop wijzen dat het correct plaatsen van een nagelbeugel een specialistische taak is die een goede opleiding en veel ervaring vereist. De basis zal bovendien goed moeten zijn, namelijk een nagel die in de nagelplooien volledig los is (gemaakt) en waar absoluut geen nagelsubstantie meer onder zit. Als dit wel zo is, wordt er alleen maar druk opgebouwd in plaats van verminderd.

Aan het plaatsen van een beugel gaat in mijn praktijk vrijwel altijd de hoektangtechniek (zie hoofdstuk 2) vooraf, om er zeker van te zijn dat er aan de onder/zijkant van de nagel absoluut geen ingerold stukje meer zit. Vervolgens wordt met de palpator of excavator zorgvuldig afgetast of er geen vuil meer zit en worden eventueel met de hoekvijl of met een diamanten fissuurfrees de laatste eventuele rafeltjes of scherpe randjes weggevijld. Dan pas is de nagel klaar voor een beugel.

Contra-indicaties voor het plaatsen van een beugel zijn:
– ontstekingen in de nagelwal;
– onycholysis (loslaten van de nagelplaat);
– eventueel mycose.

Een losliggende nagel en een mycosenagel hoeven niet altijd een contra-indicatie te zijn. Dit moet individueel bekeken worden. Wanneer de beugel zo geplaatst kan worden dat deze niet de onycholysis of de mycose overspant, dan hoeft het geen probleem te zijn. Ook is het reguleren van de kracht waarmee de beugel trekt een belangrijk issue (de trekkracht of heveling genoemd). Bovenstaande zaken moeten in een goede nagelbeugelcursus geleerd worden.

De volgende casuïstiek gaat over nagelbeugeltechnieken.

### Een flinke bos bloemen

De eerste casus betreft een mevrouw van 84 jaar (!). Op deze leeftijd zal ik niet snel met een nagelbeugel gaan werken. De huid is dan vaak dun en een correctie is moeilijk uit te voeren. Er is bij een ouder persoon een groot risico dat de nagels bros zijn en eventueel loslaten. Deze mevrouw echter had erg veel pijn. Hoe goed de nagel ook werd behandeld en drukvrij gelegd, ze bleef continu pijn houden. Een groot probleem bij haar was het feit dat

## 11 Nagelbeugeltechnieken

de nagel voor een gedeelte los lag en, ondanks dat, toch steeds veel druk in de nagelplooi veroorzaakte (afbeelding 11.1). Ik heb haar uitgelegd dat ik wel een beugel wilde plaatsen, maar dat hierdoor mogelijk haar nagel nog verder zou loslaten, hoewel ik de beugel zodanig op spanning zou brengen dat deze slechts zeer lichte trekkracht geeft. Mevrouw stond helemaal achter de behandeling en ik heb haar een briefje meegegeven voor de huisarts met de vraag of hij akkoord gaat. De huisarts zei tegen haar dat ik gewoon kon doen wat ik het best achtte, omdat er anders een wigexcisie zou plaatsvinden. Dat was uiteraard het laatste wat ik voor deze oudere dame zou wensen. Aldus werd er een stalen spanveerbeugel geplaatst met amper trekkracht. Echter wel voldoende om net de druk uit de nagelplooi te halen (afbeelding 11.2).

Vanaf het eerste moment heeft mevrouw totaal geen pijn meer gevoeld! De volgende behandeling werd dit beloond met een flinke bos bloemen. In de jaren die daarop volgden kreeg mevrouw een beugel als er weer pijnklachten waren. De beugel bleef vaak drie tot vier maanden zitten, tot deze helemaal naar distaal was meegegroeid. Daarna ging het meestal weer een halfjaar goed. Het resultaat op afbeelding 11.3 laat de nagel uiteindelijk zien, vier jaar nadat de eerste beugel is geplaatst.

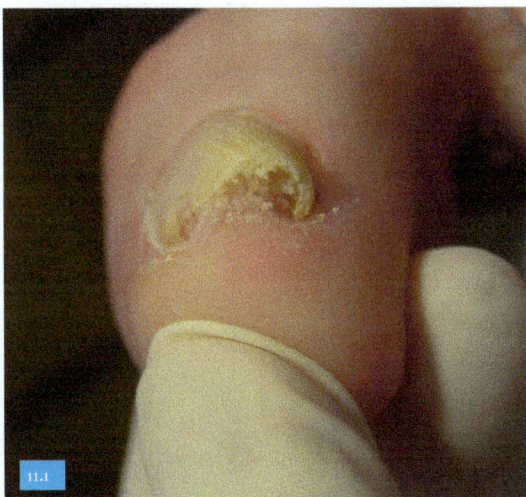
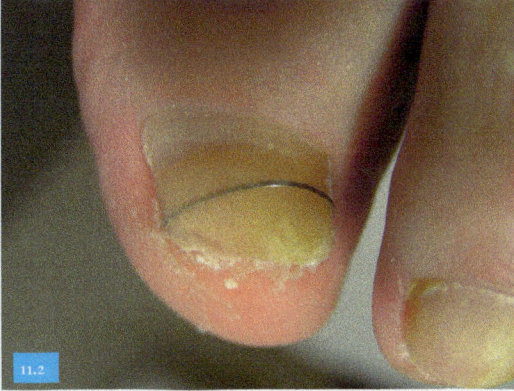
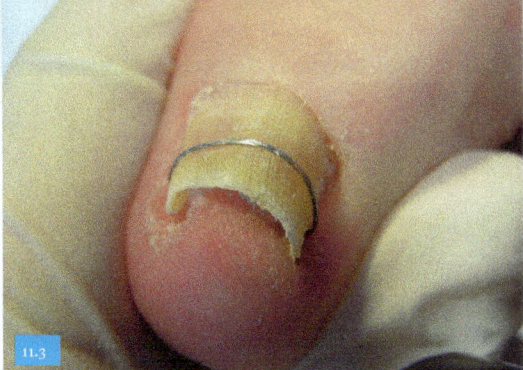

*Afbeelding 11.1, 11.2 en 11.3*

## Tovenaar

De eigenaar van deze nagel (afbeelding 11.4 t/m 11.7) vindt mij een tovenaar. Ik kan u verzekeren dat ik dat niet ben, maar deze nagel heeft mij in mijn totale 'carrière' het meest verbaasd. De man had vreselijke pijn en de nagel was volledig samengeknepen aan het distale nageluiteinde (afbeelding 11.4). Hij had nooit nagelklachten gehad, maar gedurende een heel jaar de in die tijd zo moderne 'cowboylaarzen' gedragen met zeer spitse neuzen! Helaas is de frontafbeelding van de nagel mislukt, maar de zijdelingse afbeelding is waarschijnlijk duidelijk genoeg. Hier kunnen we gerust spreken van een unguis tegularis (tunnelnagel)!

De nagel is eerst dun gefreesd. Vervolgens geknipt. Dit was een moeilijke klus, want aan de voorkant raakten de beide nageluiteinden elkaar bijna. Echter met een spitse hoektang lukte het uiteindelijk toch. De hoektang is niet zo grof als een grote nageltang en zeker als er een zeer spitse punt aan de hoektang zit, is deze prima te gebruiken voor moeilijk bereikbare punten. Vervolgens zaten de zijkanten van de nagel volledig in de huid vast, overigens zonder ontsteking. Wel was er roodheid en pijn. Met de hoektangtechniek (zie hoofdstuk 2) werden verticaal de wiggen aan beide zijden voorzichtig verwijderd en kwam de nagel vrij te liggen. Duidelijk is op de afbeelding het samengeknepen nagelbed te zien, evenals het gedroogde bloed aan de laterale zijde waar de nagel in de huid heeft gedrukt (afbeelding 11.5).

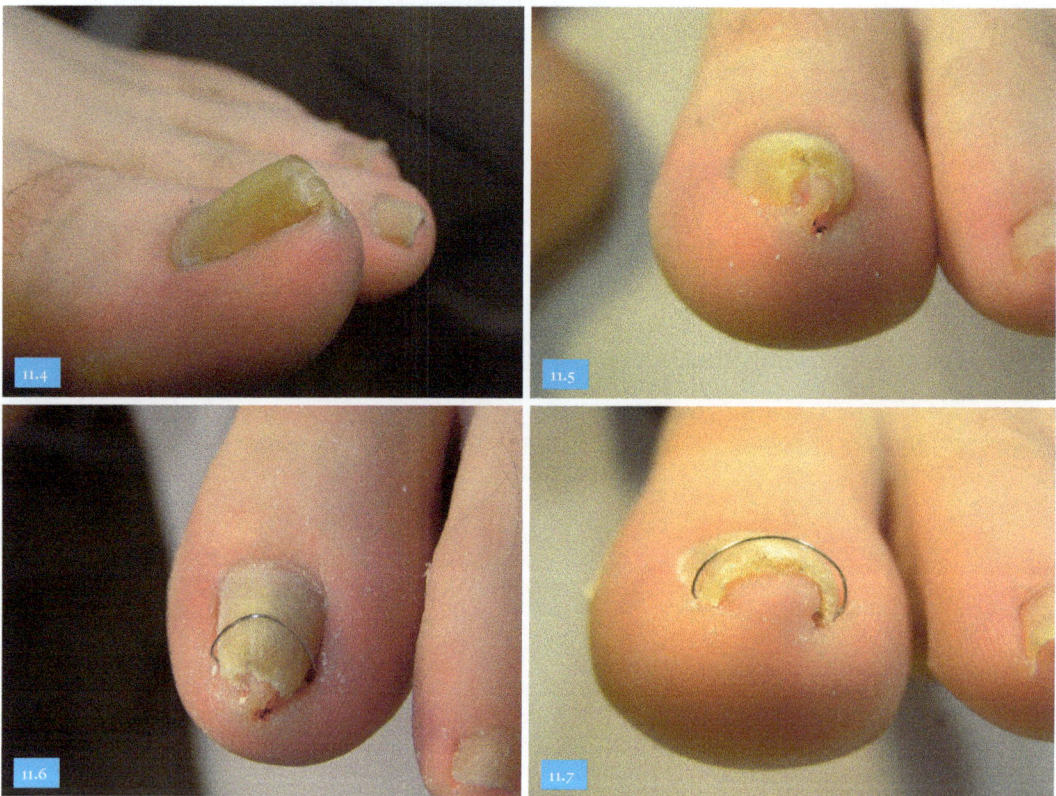

*Afbeelding 11.4, 11.5, 11.6 en 11.7*

# 11 Nagelbeugeltechnieken

Er wordt een nagelbeugel geplaatst. Dit is een lastig klusje, want als ik hier de volledige trekkracht van de beugel gebruik, wordt de nagel beslist aan de zijkanten losgetrokken (afbeelding 11.6).

Bij de cliënt werd een beugel geplaatst met minimale trekkracht (zie afbeelding 11.9), omdat de nagel zo ontzettend bol stond. De man werd na zes weken teruggezien en op afbeelding 11.7 is te zien hoe de nagel er toen uitzag. Dit is echt extreem en mag dan ook zeker niet als algemene deler gezien worden! Normaal gesproken ben ik al heel blij als ik dit resultaat bereik na vier tot zes maanden. In totaal heeft de man gedurende een halfjaar een beugel gedragen en nooit meer klachten gehad. De 'cowboylaarzen' heeft hij nooit meer gedragen!

Afbeelding 11.8 laat een beugel zien die niet conform de nagelvorm gebogen is en de volledige trekkracht bezit. Plaatst u een beugel op deze manier op een tunnelnagel, dan is de kans groot dat de volledige nagel wordt losgetrokken. De cliënt heeft dan een blauwe nagel en soms nog meer pijn dan toen de nagel ingroeide. Een correct gemaakt nagelbeugel hoort precies voldoende te hevelen, maar zeker niet te veel. Liever wat minder trekkracht gebruiken en wat langer de beugel dragen, dan te veel met hierboven genoemde gevolgen.

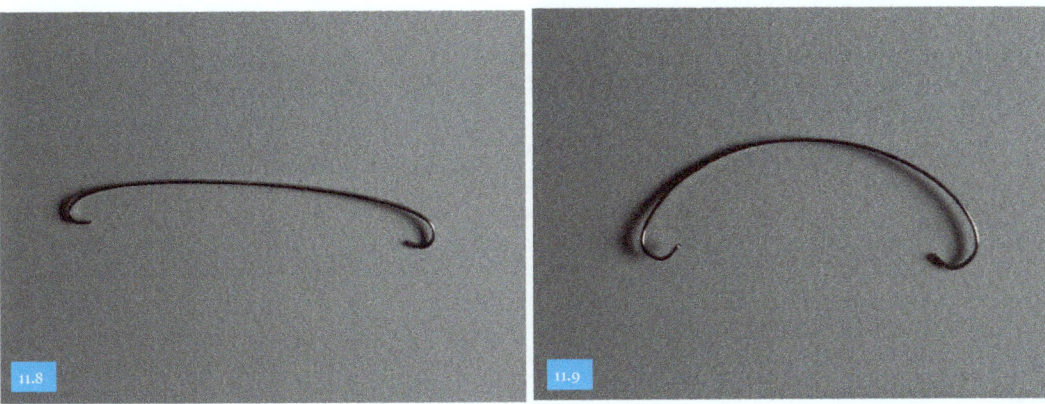

*Afbeelding 11.8 en 11.9*

## Het is weer zover

De nagel van deze cliënt wordt jaarlijks gecorrigeerd door middel van een beugel (afbeelding 11.10). "Het is weer zover", kondigt ze aan als ze gaat zitten. De nagel blijft weer pijn doen, ondanks behandeling en antidruk met copoline. Er wordt dan een beugel geplaatst, die vrij snel een goed resultaat geeft. De beugel blijft op de nagel aanwezig tot hij er vrijwel afgegroeid is, meestal zo'n drie tot vier maanden.

Daarna is het resultaat echt goed te noemen (afbeelding 11.11). Maar omdat ze al vanaf haar veertiende jaar last heeft van deze nagel, mag ik aannemen dat het hier om een aangeboren bolle nagelvorm gaat. Hierdoor zal de nagel zich wel laten corrigeren, maar dit zal altijd een tijdelijk resultaat geven. Als de cliënt een keer per jaar een beugel laat plaatsen, kan hiermee veel pijn en een eventuele operatie voorkomen worden (afbeelding 11.12).

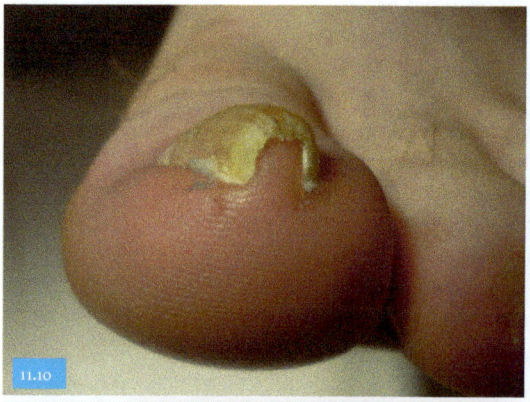
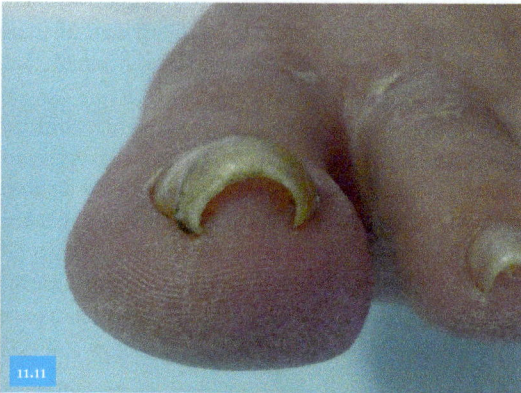

*Afbeelding 11.10, 11.11 en 11.12*

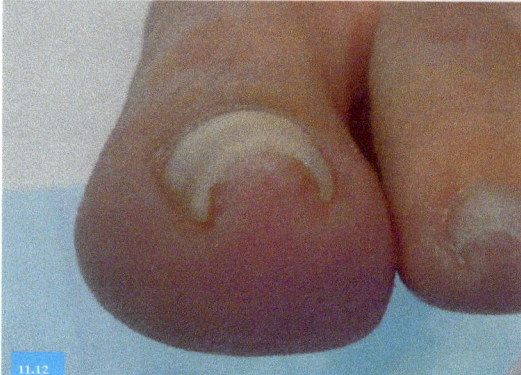

### Langdurige geschiedenis

Soms gaat er veel tijd overheen voordat de nagel van een cliënt doet wat wij verlangen. De nagel van deze man geeft al zijn hele leven klachten. Hij heeft al vaker nagelbeugels gehad met wisselend resultaat. Tijdens de eerste behandeling waarschuwt hij al dat het een 'langdurige geschiedenis' zal worden. En dat blijkt ook zo te zijn, maar zoals gebruikelijk is bespreek ik met de man wat zijn wensen zijn. Hij wil absoluut geen operatie en het kostenplaatje vindt hij ook niet belangrijk, als hij maar geen pijn heeft.

Nadat ik de man voor het eerst behandeld had en een nagelbeugel had geplaatst, maakten we een nieuwe afspraak voor over zes weken. In die tijd echter kwam hij in het ziekenhuis te liggen en zag ik hem derhalve pas drie maanden later terug. De nagels waren enorm lang (afbeelding 11.13) en het distale nageluiteinde leek iets losgekomen te zijn. Gelukkig bleek dit niet het geval na het knippen van de nagel. Het was optisch bedrog omdat de nagel zo ontzettend lang was. De cliënt heeft geen enkele pijnklacht gehad en de beugel is naderhand enkele malen teruggeplaatst (afbeelding 11.14). Afhankelijk van de trekkracht die nog in de beugel zit, kan een stalen beugel wel tot vijfmaal teruggeplaatst worden. Op afbeelding 11.14 is duidelijk te zien waar de nageluiteinden oorspronkelijk hebben gezeten. Het uiteindelijke resultaat is definitief na ongeveer anderhalf jaar. De nagel groeit niet platter dan op afbeelding 11.16 te zien is.

Als het besluit wordt genomen om de beugel eens een tijdje van de nagel af te laten, groeit deze onmiddellijk weer bol. Daarom hebben we besloten dat de cliënt altijd een beugel om de nagel zal blijven dragen. Ik buig de beugel zodanig dat deze maar een zeer geringe trekkracht heeft, maar wel genoeg om de cliënt klachtenvrij te laten lopen.

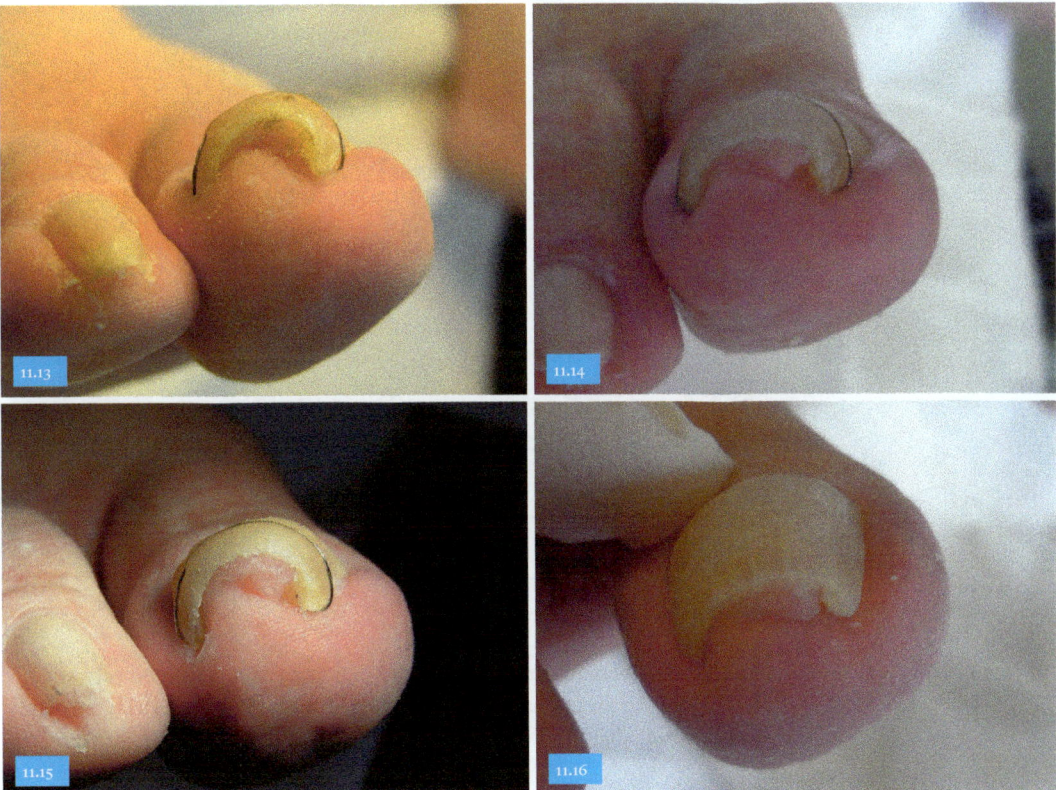

*Afbeelding 11.13, 11.14, 11.15 en 11.16*

### Gouden beugel

Deze cliënt heeft heel veel last van de mediale nagelplooi van de linker hallux. Oorzaak is een hamerteenstand van digitus II die steeds met de top op de laterale kant van de hallux drukt. Hiervoor heeft mevrouw al een siliconen orthese en steunzolen, maar toch wil het niet beter gaan en heb ik tijdens de laatste behandeling een salicylpakking gezet. Mevrouw is goed gezond en er was dus geen contra-indicatie voor deze etsende zalf. De omringende huid wordt goed beschermd door deze af te plakken voordat er met vilt een passende vorm wordt gemaakt (zie afbeelding 11.17 t/m 11.20).

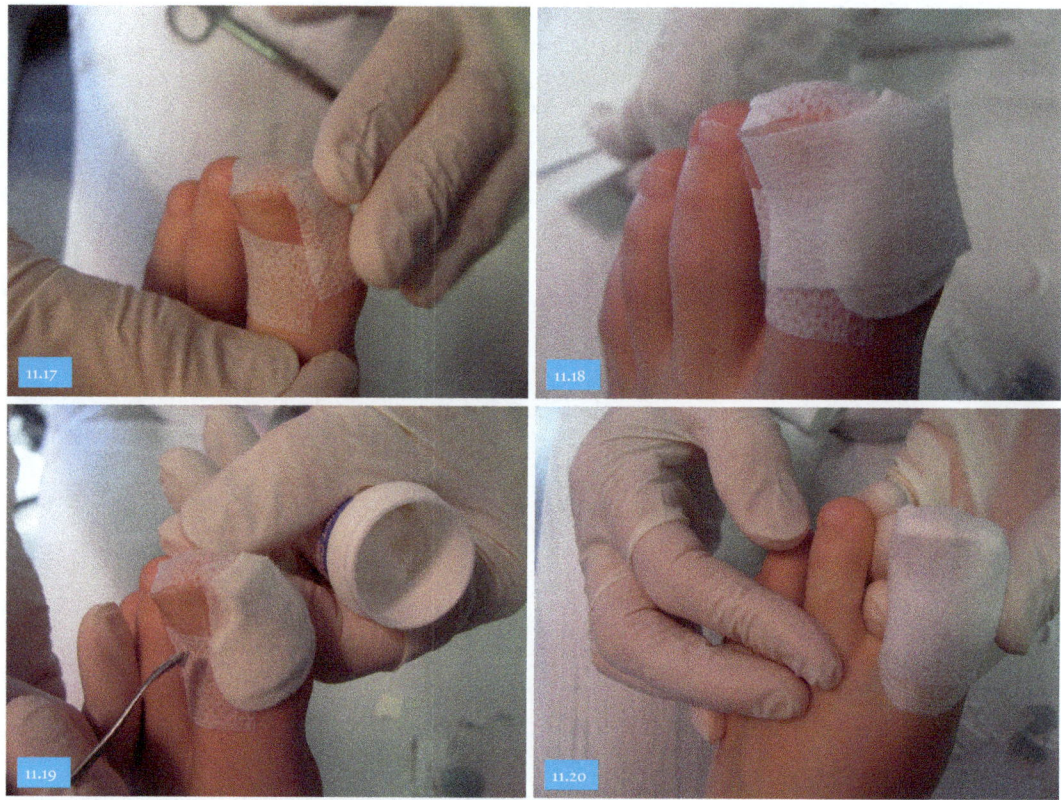

*Afbeelding 11.17, 11.18, 11.19 en 11.20*

Enkele dagen later komt de cliënt terug en kan er een hele reep eelt weggehaald worden met de excavator (zie afbeelding 11.21 t/m 11.24). Het geëtste eelt laat niet altijd zo gemakkelijk los.

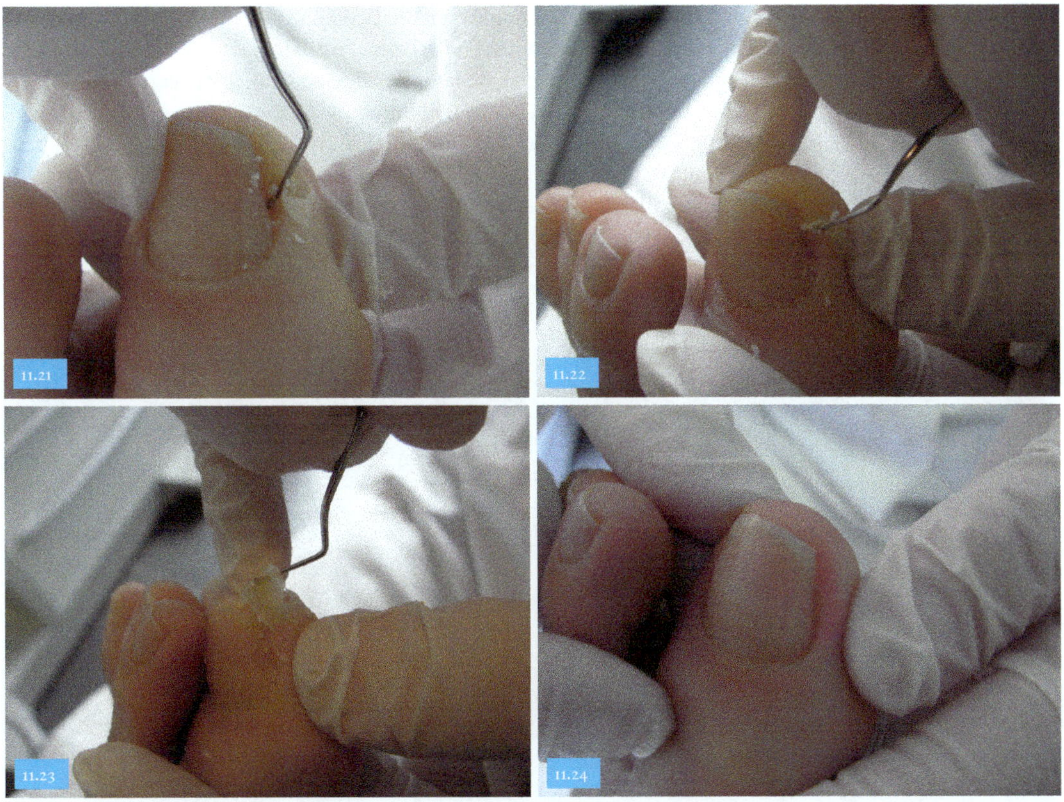

*Afbeelding 11.21, 11.22, 11.23 en 11.24*

Daarna is er een schone en gladde nagelplooi. Lateraal zit er nog eelt in de nagelplooi, wat verwijderd wordt met een mesje (afbeelding 11.25).

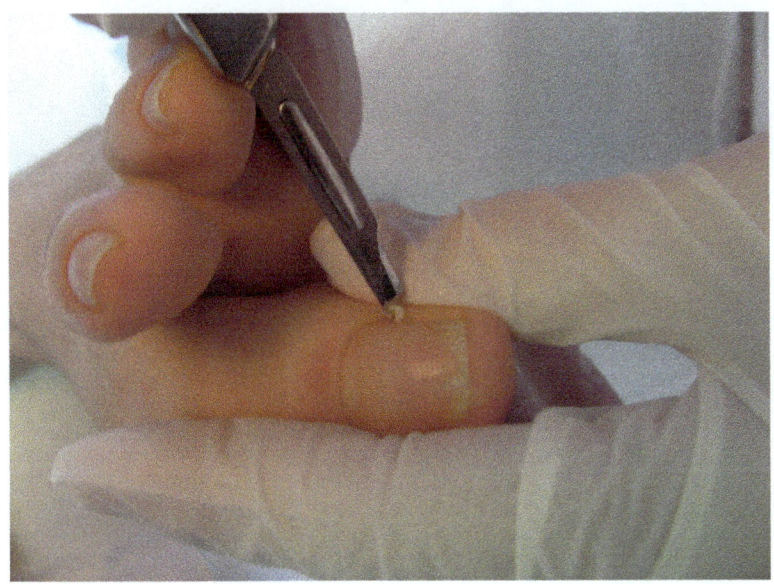

*Afbeelding 11.25*

Daarna is de nagel klaar om een nagelbeugel te plaatsen. Er wordt een gouden beugel geplaatst, omdat deze beugel unilateraal geplaatst kan worden. De nagel ligt namelijk aan de laterale zijde zo strak in de nagelplooi, dat er geen haakje van een stalen beugel onder past. De gouden beugel heeft als voordeel dat deze zowel als plakbeugel, als unilaterale en als bilaterale beugel geplaatst kan worden. De beugel kan in dit geval erg ver onder de mediale nagelzijkant geschoven worden, wordt op maat geknipt en vervolgens aan de laterale zijde op de nagel vastgelijmd. De beugel wordt in dit geval verzegeld met gel (zie afbeelding 11.26 t/m 11.29). Dit kan uiteraard ook met acryl gedaan worden.

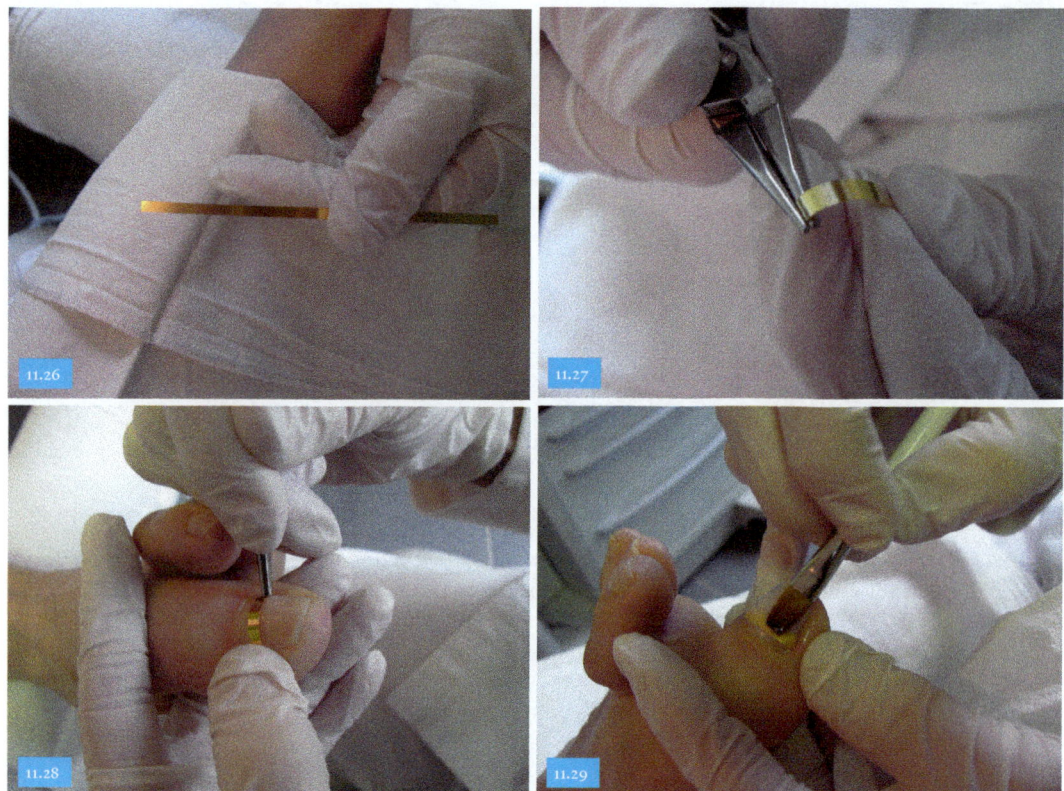

*Afbeelding 11.26, 11.27, 11.28 en 11.29*

## 12 Nagelreparatie

Wanneer we te maken hebben met beschadigde teennagels, kan het noodzakelijk of gewenst zijn om deze te repareren. Reparatie kan plaatsvinden om esthetische redenen, maar ook functionele nagelreparatie wordt veel gedaan. Te denken valt aan:
- ontbrekende nagelhoeken doorknippen, scheuren, breken of stoten;
- ontbrekende nageluiteinden, bijvoorbeeld bij groei na een nageltrauma;
- gescheurde, ruwe en brokkelige nagels.

Door middel van reparatietechnieken kan de cliënt vaak weer een mooi uitziende nagel krijgen of een gedeeltelijk ontbrekende nagel kan aangevuld worden tot een hele nagel. Hiervan wordt onder andere gebruik gemaakt bij het verhelpen van een stootnagel, die door de nagelreparatie weer kan uitgroeien tot een totale nagelplaat.

Vaak wordt een kunstnagel geplaatst uit esthetische overwegingen, bijvoorbeeld om een nette nagel te hebben tijdens een strandvakantie en dergelijke. Het is belangrijk dat de betreffende cliënt de juiste schriftelijke informatie krijgt over de risico's die dit met zich mee kan brengen, zoals het ontstaan van een (schimmel)infectie.

Reparatie kan plaatsvinden door middel van gel of acryl. Het gebruik hiervan is afhankelijk van het te bereiken doel, de betreffende nagelaandoening en of er sprake is van risicovoeten. In de richtlijnen staat nauwkeurig omschreven waar de (medisch) pedicure rekening mee dient te houden wanneer bij risicovoeten kunstnagels geplaatst worden. Het kan noodzakelijk zijn om eerst toestemming te vragen aan de huisarts alvorens een kunstnagel bij een risicocliënt te plaatsen.

Contra-indicaties voor het plaatsen van een gel- of acrylnagel:
- ontstekingen in nagelwal, riem, bed;
- mycose (schimmel)nagels (zie de tekst hieronder);
- overgevoeligheid voor acryl of gel;
- overige infecties in het gebied van de nagel die behandeld wordt.

Een gezonde nagel afsluiten met een gel of acryl wordt niet door iedereen als acceptabel beschouwd, maar een mycosenagel afsluiten is zeker een omstreden zaak. In dit boekje zal ik hier niet verder op ingaan, maar bekend is dat de schimmelinfectie flink kan gaan woekeren onder de gel of de acryl.

Sommige leveranciers adviseren daarom een antischimmelpreparaat te gebruiken als een mycosenagel met gel of acryl behandeld wordt. Soms is het plaatsen van een gel- of acrylnagel namelijk de enige manier om een nagel goed door te laten groeien. Vooral een fors beschadigde (stoot)nagel is daar een voorbeeld van. Dan moet soms uit twee kwaden de minst slechte optie gekozen worden.

Als de nagel van tevoren goed gedesinfecteerd en droog gefreesd wordt (of gewacht wordt tot de nagel door en door droog is), dan kan dit een besmetting tot een minimum beperken. Ook verdient het aanbeveling om de cliënt te adviseren dagelijks te druppelen met een alcoholpreparaat, zoals Sterilon, of een speciaal voor dit doel geschikte antimycosetinctuur. Door dagelijks te druppelen zolang een kunstnagel op de nagel zit, wordt geprobeerd te voorkomen dat zich micro-organismen ontwikkelen onder de kunstnagel. Druppelen met een olieachtige substantie op een kunstnagel wordt niet aanbevolen, omdat dit ervoor kan zorgen dat de kunstnagel loslaat.

Een geplaatste kunstnagel zal na verloop van enkele weken bijgewerkt en/of gefreesd moeten worden. Evenals het plaatsen van nagelbeugels, is het plaatsen van een nagelreparatie ook een specialistisch werk dat zeer secuur gedaan en nabehandeld moet worden. Het is noodzakelijk om hiervoor eerst scholing te volgen alvorens deze techniek bij cliënten toe te passen.

In de volgende casuïstiek worden enkele toepassingen besproken.

### Nette nagel voor de vakantie

Deze nagel is beschadigd door de psoriasis (afbeelding 12.1). Mevrouw wil graag met een nette nagel op vakantie en daar kan voor gezorgd worden. Ze heeft vorig jaar een gelnagel laten plaatsen, maar bleek een allergie te hebben. Vandaar dat er dit jaar een acrylnagel geplaatst wordt, die gelukkig achteraf voor geen problemen heeft gezorgd (afbeelding 12.2).

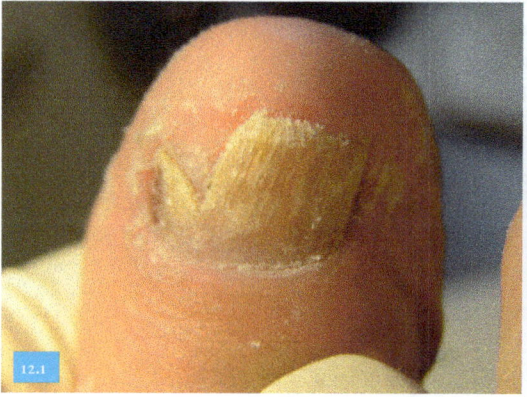 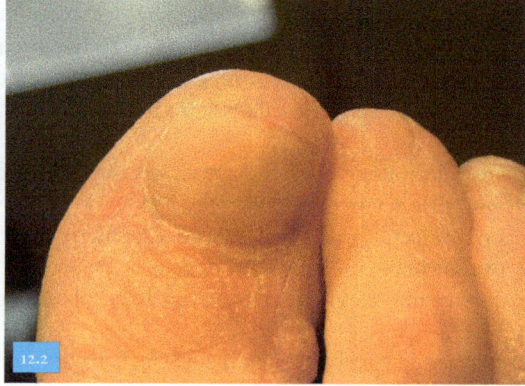

*Afbeelding 12.1 en 12.2*

## Zelf een hoek eruit geknipt

Omdat de nagel steeds ingroeide, heeft de cliënt er regelmatig een hoek uitgeknipt. Het uiteindelijke gevolg is dat de nagel steeds meer klachten gaat geven. Door middel van het inbouwen van een hoekje probeer ik de nagel weer op lengte te laten groeien. Daarna kan er, als dit nog nodig blijkt, een beugel geplaatst worden. De nagel wordt ruw gemaakt en onder de laterale zijkant wordt de nagel getamponneerd met copoline (zie afbeelding 12.3 en 12.4).

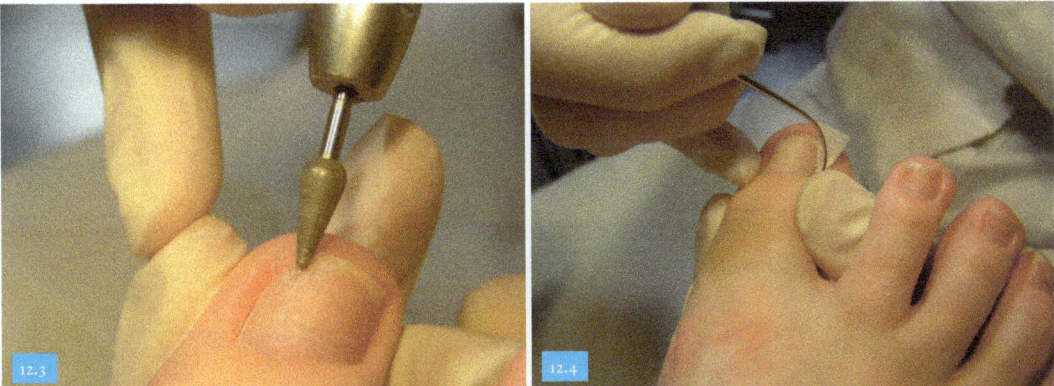

*Afbeelding 12.3 en 12.4*

Vervolgens wordt een kunststof malletje op maat gemaakt, waar de gel in aangebracht wordt, zodat er een rechte nagelzijkant ontstaat die exact aansluit op het bestaande stuk nagel (zie afbeelding 12.5 en 12.6).

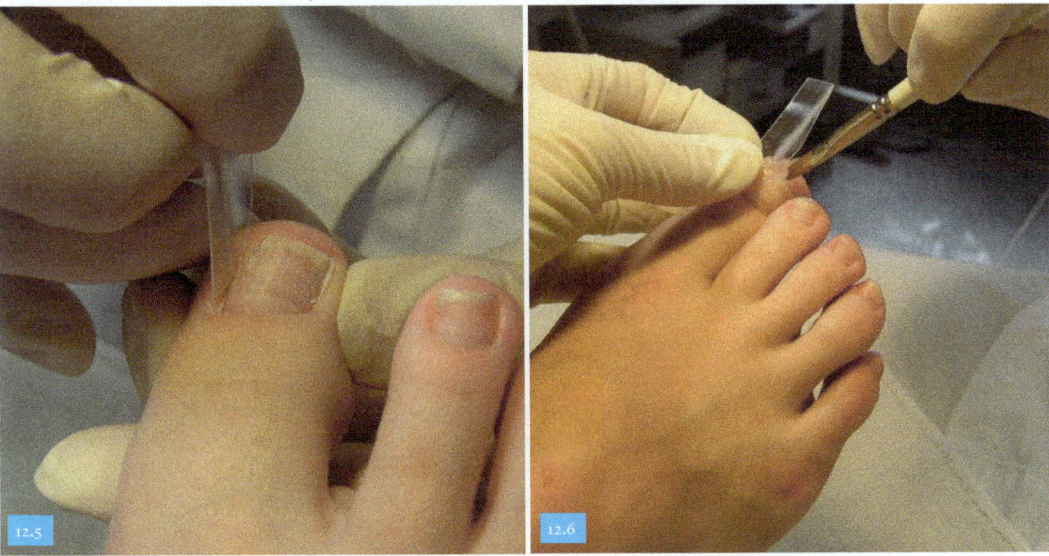

*Afbeelding 12.5 en 12.6*

Het voordeel bij het gebruik van een kunststof malletje in combinatie met gel, is dat het kunststof er later gemakkelijk onder verwijderd kan worden. Met acryl is dat meestal niet mogelijk. Om echter een stevig hoekje te krijgen, werk ik als volgt:
1 Hoekje inbouwen met een malletje en gel.
2 Het malletje verwijderen en het hoekje in vorm slijpen.
3 Een dun laagje acryl op de gel aanbrengen voor de stevigheid.
4 Afwerken met een laag gel.

Het resultaat is een rechte nagel met twee complete hoeken, die gevijld en desgewenst gelakt kunnen worden. Voor de afbeelding (12.7) is de cleargel gebruikt, zodat duidelijk zichtbaar is wat er precies is gerepareerd.

*Afbeelding 12.7*

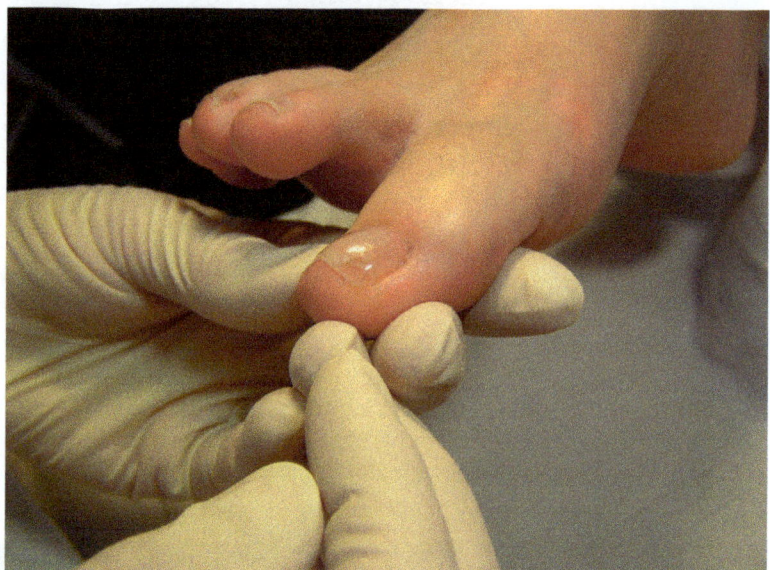

**Partiële reparatie**

Bij deze ruwe nagel (afbeelding 12.8), die waarschijnlijk geïnfecteerd is met een schimmel, dek ik liever niet de gehele nagelplaat af. Hier wordt gekozen voor een partiële nagelreparatie, puur functioneel. Dit is natuurlijk minder fraai dan een totale nagelprothese, maar zeker gezien het feit dat de cliënt een man is, speelt dit een ondergeschikte rol. De nagel is flink gescheurd en als dit stuk verwijderd zou worden, bestaat de kans op ingroeien. Het stuk zo laten zitten is ook geen optie, want de sokken blijven er continu in haken. Daarom wordt voor deze partiële correctie gekozen. Het stukje acryl kan gewoon uitgroeien en zal over zes weken bijna zeker grotendeels weggevreesd kunnen worden, omdat de nagel dan ver genoeg zal zijn om zelfstandig door te groeien zonder problemen te veroorzaken (afbeelding 2.19).

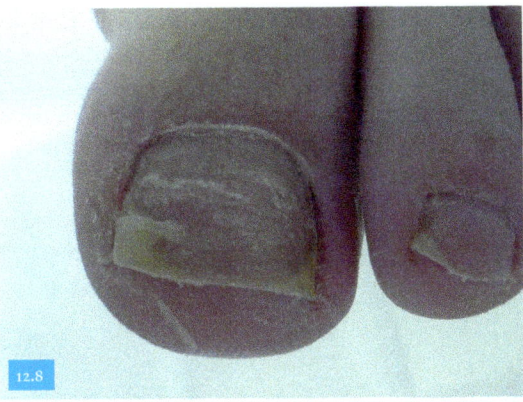
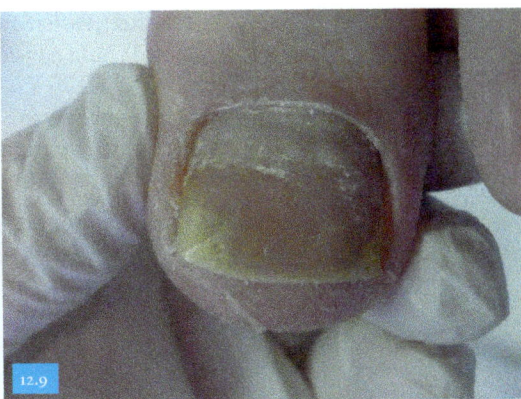

*Afbeelding 12.8 en 12.9*

## Zware bloempot

Een zeer pijnlijk geval. Er is een zware bloempot op de teen gevallen met als gevolg een ernstig blauwe nagel en een gebroken interphalangeaal (IP) gewricht (zie afbeelding 12.10).

Later werd ook de hele teen blauw. De huisarts heeft een gaatje in de nagel gemaakt zodat het bloed eruit kon vloeien, maar helaas ontstaat er toch een forse ophoping van exsudaat (bloed en wondvocht). De cliënt kiest ervoor om de natuur haar werk te laten doen en de nagel er niet door de huisarts af te laten halen. Ze sproeit de teen dagelijks goed met de douchekop schoon en desinfecteert met Sterilon. Na verloop van tijd groeit de nagel geleidelijk uit en laat op een gegeven moment los (zie afbeelding 12.11).

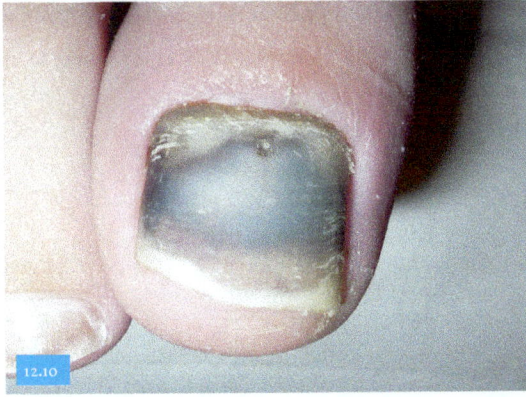
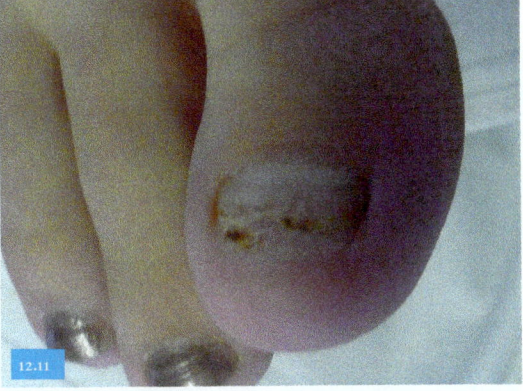

*Afbeelding 12.10 en 12.11*

Tijdens het groeien ontstaan er problemen. De nagel groeit aan de mediale zijde in de huid en veroorzaakt pijn (zie afbeelding 12.12).

Op dat moment maak ik een totale nagelprothese van gel, zodat er als het ware een nieuwe zijkant aan de nagel wordt gemaakt (zie afbeelding 12.13).

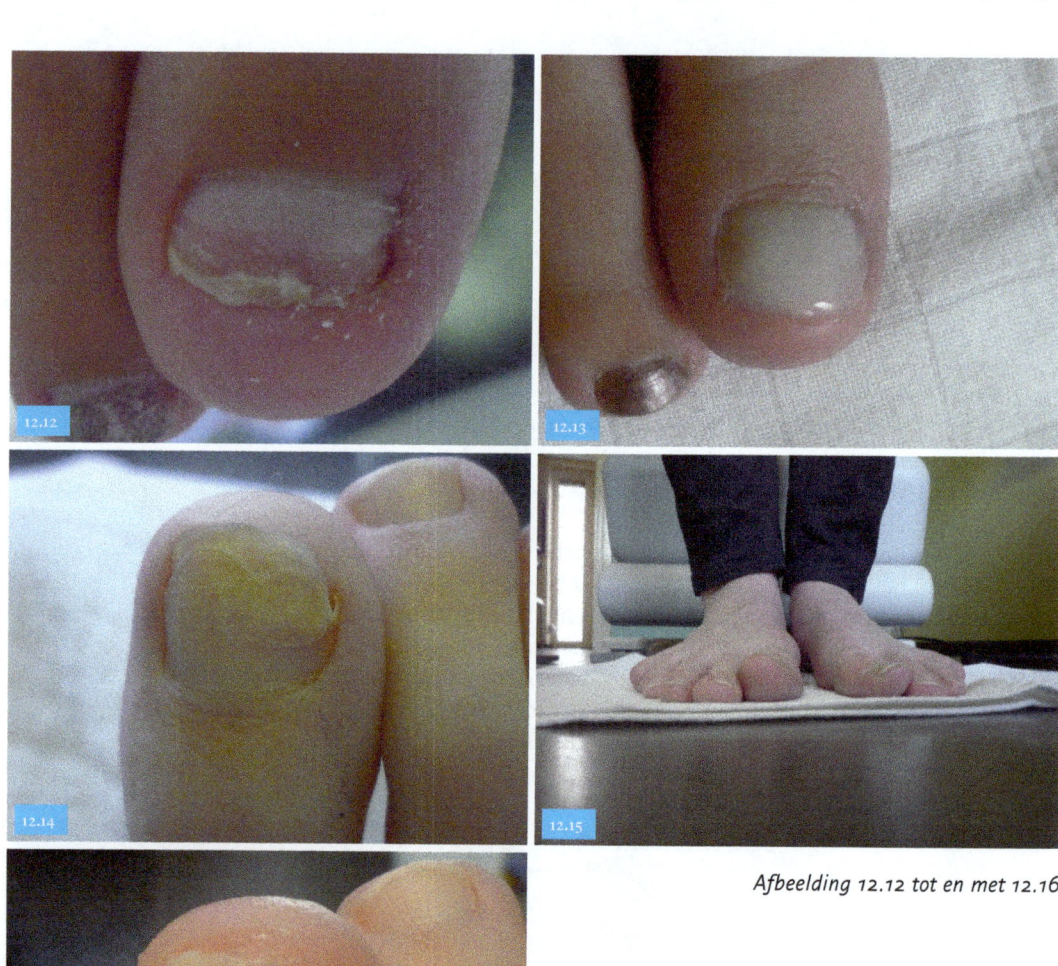

*Afbeelding 12.12 tot en met 12.16*

Dit blijkt goed te werken. De nagel groeit zonder problemen uit. Na verloop van tijd echter stoot cliënt de teen flink tegen een tafelpoot en de gelnagel breekt van de natuurlijke nagel af. Hierbij krijgt de natuurlijke nagel weer een flinke klap te verduren. Een gedeelte nagel ligt los en een hoekje is eruit gebroken (zie afbeelding 12.14).

Ook valt het de cliënte op dat zo gauw de nagel gaat groeien, er snel stukjes afbreken. Ze heeft het gevoel dat haar teen meer tegen de schoen stoot dan vroeger. Aangezien de teen gebroken was, bestaat de mogelijkheid dat er een standsverandering heeft plaatsgevonden. Op afbeelding 12.15 is dit goed te zien.

In overleg met de cliënt wordt besloten om een dunne, minimale reparatie uit te voeren, omdat ze op vakantie graag een mooie nagel wil. Het resultaat is te zien op afbeelding 12.16.

En het resultaat na twee maanden is te zien op afbeelding 12.17.

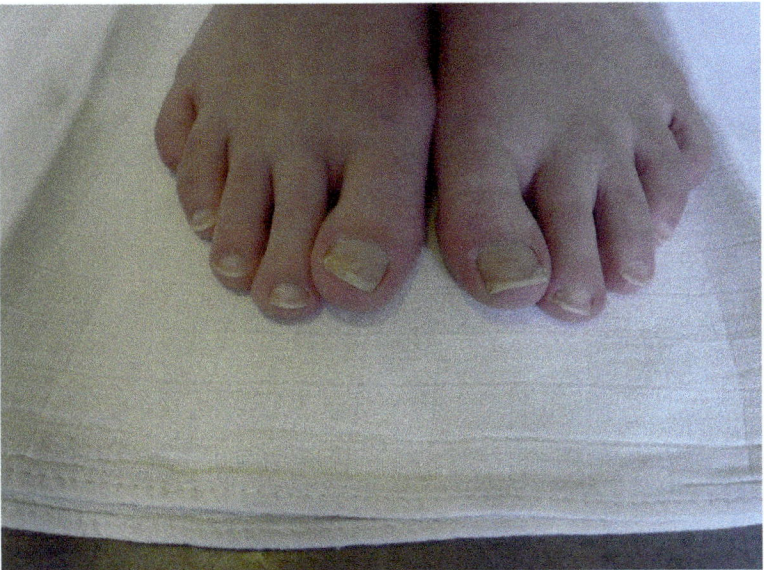

*Afbeelding 12.17*

Mevrouw is erg tevreden met dit resultaat.

## 13 Overige nagelproblemen

Als afsluiting van dit 'nagelboekje' nog enkele zaken die ik in de praktijk ben tegengekomen.

**Amputatie**

Bij de nagel van een mevrouw met diabetes mellitus zijn de nagelwal en het nagelbed ontstoken (afbeelding 13.1). Deze cliënt wordt uiteraard doorverwezen naar de huisarts. Doordat het hier gaat om een cliënt met een zeer hoog risico, heeft de huisarts haar naar de voetenpoli doorverwezen. Daar is besloten om mevrouw een antibioticakuur te geven en een vaatonderzoek te doen. Daaruit bleek dat de vaatvoorziening in de teentop vrijwel nihil is. De nagel leek in eerste instantie te genezen, maar later bleek amputatie helaas noodzakelijk.

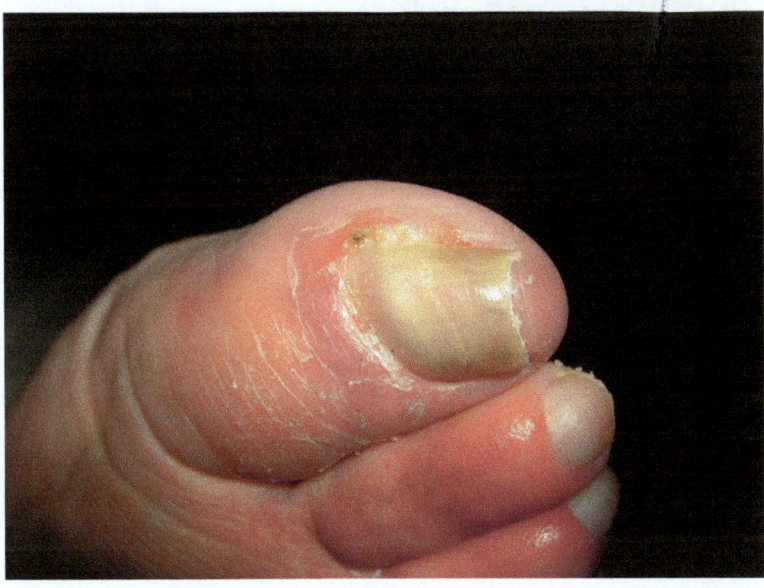

*Afbeelding 13.1*

## Eczeemnagel

Op afbeelding 13.2 is een eczeemnagel te zien.

Eczeemnagels zijn niet besmettelijk en kunnen behandeld worden zoals een normale nagel behandeld wordt. De nagel kan geknipt, schoongemaakt en glad gefreesd worden. Het verdient wel aanbeveling om van tevoren met de cliënt te overleggen of er met alcohol gedesinfecteerd mag worden, omdat dit flink kan prikken in de (kapotte) huid.

*Afbeelding 13.2*

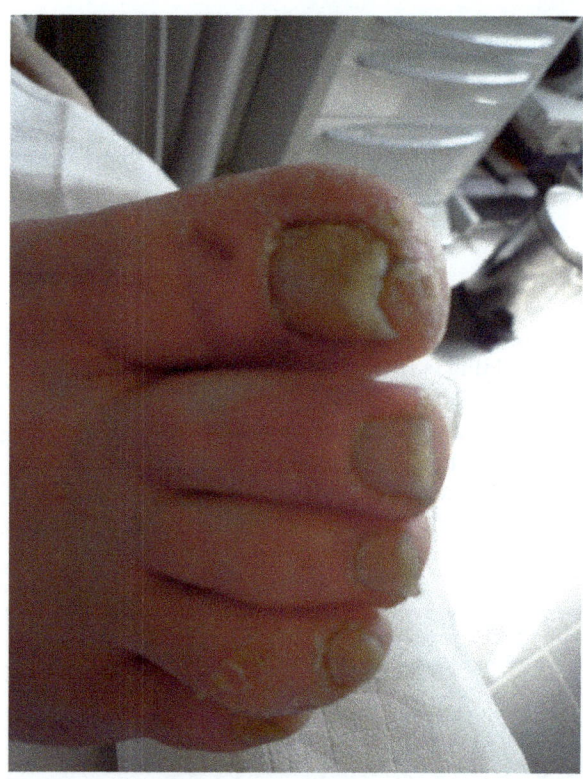

## Fibroompje

Deze cliënt heeft een fibroompje op haar nagel (afbeelding 13.3). Dit is een goedaardige kleine tumor die onder de nagelriem uitkomt. Het is zaak om dit fibroompje niet te raken met een freesje, want dan kan het gaan bloeden. Bij deze cliënt is het fibroom al een keer verwijderd door de chirurg, maar het is weer teruggekomen. Verdere behandeling is niet nodig, aldus de chirurg.

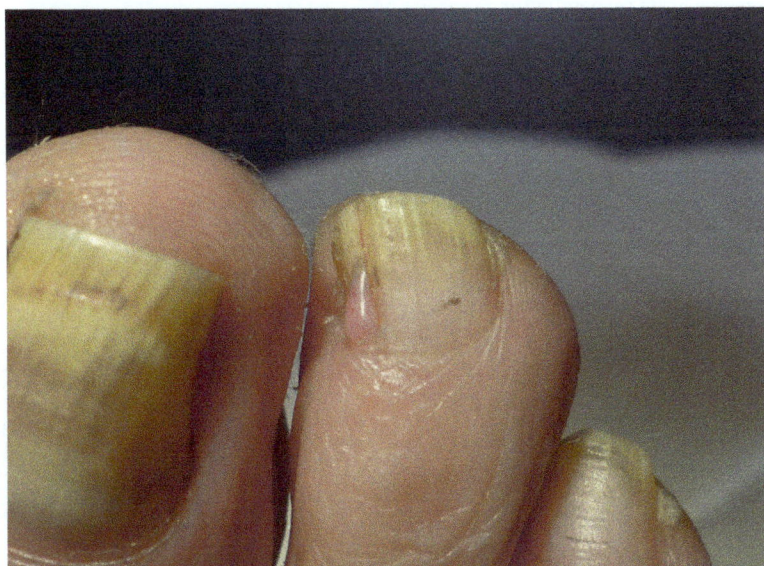

*Afbeelding 13.3*

## Splinter

Deze cliënt werd door de huisarts verwezen voor het verwijderen van een 'likdoorn' onder de nagel (afbeelding 13.4, 13.5 en 13.6). In mijn ogen was er eerder sprake van een splinter. Met een steriel mesje werd voorzichtig rondom het vliesje weggesneden en er kwam een grote splinter uit. Het bleek een cactusdoorn te zijn die de cliënt in de teen had gekregen tijdens een vakantie op Aruba! Het ontstane gaatje in de huid onder de nagel wordt gedesinfecteerd, applicatie met honingzalf en afgepleisterd. Na een week was de teen volledig genezen.

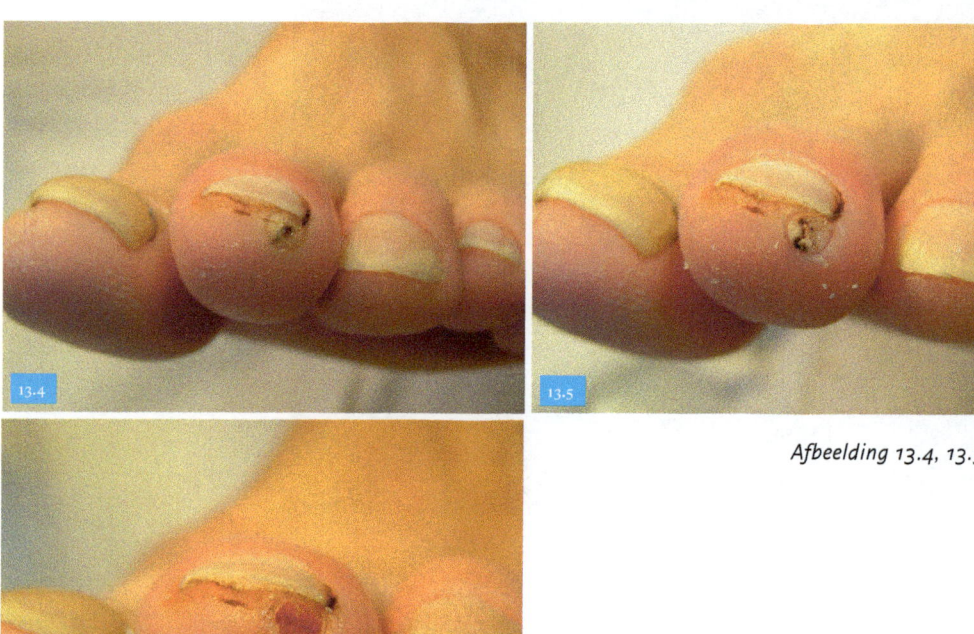

*Afbeelding 13.4, 13.5 en 13.6*

# Verklarende woordenlijst

| | |
|---|---|
| abduceren | van het lichaam afvoeren |
| anamnese | medisch vraaggesprek |
| callus | eelt |
| clavus subungualis | likdoorn |
| copoline | katoenvlies om een nagelkant vrij te leggen |
| digitus | teen (meervoud: digiti) |
| distaal | positie van het lichaam af |
| dorsaal | rugzijde |
| dystrofisch | niet gevoed; verschrompeld |
| eponychium | nagelriem |
| evidence based practice | de uitvoering is gebaseerd op de best beschikbare informatie over doelmatigheid en doeltreffendheid |
| excavator | instrument om nagelsubstantie te verwijderen |
| exorotatie | naar buiten draaien |
| exsudaat | wondvocht |
| fixeren | strak trekken |
| granulatieweefsel | 'wild vlees' |
| hallux | grote teen |

| | |
|---|---|
| hyperkeratose subungualis | ophoping van eelt onder de nagel |
| hypertrofisch | te dik (letterlijk: te veel gevoed) |
| hyponychium | nagelbed |
| intermediaire | middelste |
| keratine | hoornstof, eiwit in nagels |
| locaal | plaatselijk |
| lunula | 'half maantje' van een nagel |
| matrix | (nagel)wortel |
| metatarsale phalangeale | gewricht tussen middenvoetsbeentjes en tenen |
| mycose | schimmelinfectie |
| onychogryphosis | ramshoornnagel |
| onycholysis | loslaten van (een gedeelte van) de nagelplaat |
| onyx | nagel |
| ortheses | siliconen teenstukje |
| pathologisch | ziekmakend |
| pes planus | platvoet |
| pes transversus | spreidvoet |
| pes valgus | knikvoet (naar mediaal gekanteld) |
| phalange | teenkootje |
| proximaal | positie naar het lichaam toe |
| pseudo unguis incarnatus | ingroeiende nagel |
| rigidus | verstijfd |
| stratum corneum | hoornlaag |

| | |
|---|---|
| stratum Malpighi | kiemlaag |
| sulcus unguis | nagelplooi |
| tungstenfrees | hardmetalen diagonaal geslepen frees |
| unguis | nagel |
| unguis incarnatus | ingegroeide nagel |
| unguis tegularis | tunnelnagel |
| vallum unguis | nagelwal |
| ventraal | buikzijde |
| wigexcisie | chirurgisch uitsnijden van een nagelhoek |

# Register

## A
| | |
|---|---:|
| acryl | 103 |
| antidrukmateriaal | 64 |

## B
| | |
|---|---:|
| bacterie | 42 |
| bilateraal | 102 |
| blauwdrukken | 27 |
| blauwe nagel | 46 |
| bolkopfrees | 24 |
| botte frees | 21 |

## C
| | |
|---|---:|
| Clauden | 64 |
| clavus subungualis | 73 |
| copoline | 64 |

## D
| | |
|---|---:|
| diamantfrees | 22 |
| dubbelgescharnierde tang | 9 |

## E
| | |
|---|---:|
| eczeemnagel | 112 |
| eponychium (nagelriem) | 7 |
| excavator | 15 |

## F
| | |
|---|---:|
| fissuurfrees | 24 |
| fixeren | 21 |
| frees | 18 |

## G
| | |
|---|---:|
| gel | 103 |
| granulatieweefsel | 57 |

## H
| | |
|---|---:|
| hallux valgus | 32 |
| hamertenen | 28 |
| hardstalen diagonaal geslepen frees (Tungsten frees) | 22 |
| hardstalen frees | 20 |
| hardstalen recht geslepen frees | 21 |
| hefboomeffect | 93 |
| hoektang | 12 |
| –, werken met | 59 |
| hoekvijl | 18 |
| hoornnagel | 35 |
| hyperkeratose subungualis | 73, 74 |
| hypertrofie | 35 |
| hyponichium (nagelbed) | 7 |

## I
| | |
|---|---:|
| ingegroeide nagel | 57 |
| ingroeiende nagel | 58 |

## K
| | |
|---|---:|
| kalknagel | 35 |
| klauwtenen | 27 |
| knippen | 11 |
| kunstnagel | 104 |
| kunststof mal | 105 |

## L
| | |
|---|---:|
| lunula (het halve maantje) | 6 |

## M
| | |
|---|---:|
| mesje | 26 |
| mycosenagel | 41 |

## N

| | |
|---|---|
| nagelbeugeltechniek | 93 |
| nagelcorrectie | 93 |
| nagelheffer | 13 |
| nagelmatrix | 6 |
| nagelplaat | 6 |
| nagelreparatie | 103 |
| nagelriem | 14 |
| nagelsubstantie | 15 |
| nageltang | 9 |
| nageltrauma | 38, 46, 89 |

## O

| | |
|---|---|
| ontsteking | 57 |
| onyclean (robbelaar) | 26 |

## P

| | |
|---|---|
| psoriasisnagel | 53 |

## R

| | |
|---|---|
| ramshoornnagel (onychogryphosis) | 83 |
| rigiditeit | 33 |
| roestvast staal (rvs) | 20 |
| ruitertenen | 27 |

## S

| | |
|---|---|
| salicylpakking | 100 |
| schimmelinfectie | 41 |
| schimmelnagel | 35, 41 |
| siliconen orthese | 65 |
| standafwijking | 31 |
| sulcus unguis (nagelplooi) | 8 |

## T

| | |
|---|---|
| tamponnagehaak | 17 |
| toerental | 20 |
| trekkracht | 97 |
| Tungsten frees | 22 |

## U

| | |
|---|---|
| (pseudo) unguis incarnatus (ingroeiende en ingegroeide nagel) | 57 |
| unguis tegularis (tunnelnagel) | 96 |
| unilateraal | 102 |

## V

| | |
|---|---|
| vallumunguis (nagelwal) | 8 |
| vetpolster | 30 |

## W

| | |
|---|---|
| wigexcisie | 63, 80 |
| wonddesinfectiemiddel | 58 |

GPSR Compliance

The European Union's (EU) General Product Safety Regulation (GPSR) is a set of rules that requires consumer products to be safe and our obligations to ensure this.

If you have any concerns about our products, you can contact us on

ProductSafety@springernature.com

In case Publisher is established outside the EU, the EU authorized representative is:

Springer Nature Customer Service Center GmbH
Europaplatz 3
69115 Heidelberg, Germany

www.ingramcontent.com/pod-product-compliance
Ingram Content Group UK Ltd.
Pitfield, Milton Keynes, MK11 3LW, UK
UKHW051238180426

11947UKWH00013B/845